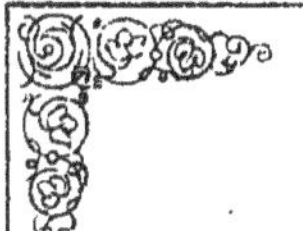

DE L'INFLUENCE

DES DÉCOUVERTES LES PLUS MODERNES

DANS LES SCIENCES PHYSIQUES ET CHIMIQUES

SUR

LES PROGRÈS DE LA CHIRURGIE.

PAR

HIPPOLYTE JAQUEMET

Externe des Hôpitaux de Paris,
Ex-Interne adjoint à l'Hôtel-Dieu de Bordeaux,
Lauréat (Médaille d'argent, 1864; médaille d'or, 1866),
et Membre correspondant de la Société de médecine de la même ville

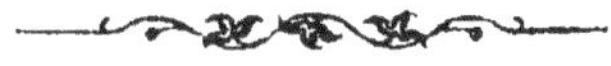

MÉMOIRE COURONNÉ

PAR LA SOCIÉTÉ IMPÉRIALE DES SCIENCES, DE L'AGRICULTURE
ET DES ARTS DE LILLE

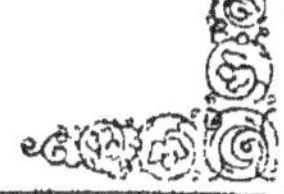

PARIS

ADRIEN DELAHAYE, LIBRAIRE-ÉDITEUR,

Place de l'École-de-Médecine.

1866.

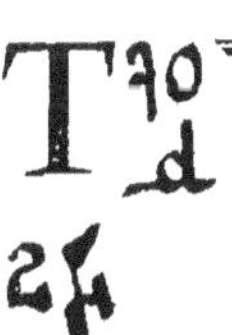

DE L'INFLUENCE

DES DÉCOUVERTES LES PLUS MODERNES

DANS LES SCIENCES PHYSIQUES ET CHIMIQUES

SUR

LES PROGRÈS DE LA CHIRURGIE.

DE L'INFLUENCE

DES DÉCOUVERTES LES PLUS MODERNES

DANS LES SCIENCES PHYSIQUES ET CHIMIQUES

SUR

LES PROGRÈS DE LA CHIRURGIE.

PAR

HIPPOLYTE JAQUEMET

Externe des Hôpitaux de Paris,
Ex-Interne adjoint à l'Hôtel-Dieu de Bordeaux,
Lauréat (médaille d'argent, 1864; médaille d'or, 1866),
et Membre correspondant de la Société de médecine de la même ville.

MÉMOIRE COURONNÉ

PAR LA SOCIÉTÉ IMPÉRIALE DES SCIENCES, DE L'AGRICULTURE
ET DES ARTS DE LILLE.

PARIS

ADRIEN DELAHAYE, LIBRAIRE-ÉDITEUR,

Place de l'École-de-Médecine.

1866.

DE L'INFLUENCE

DES DÉCOUVERTES LES PLUS MODERNES

DANS LES SCIENCES PHYSIQUES ET CHIMIQUES

SUR

LES PROGRÈS DE LA CHIRURGIE.

Et quel temps fut jamais plus fertile en miracles ?

(RACINE. — *Athalie.*)

Lorsqu'on jette un regard sur les soixante années écoulées depuis le commencement de ce siècle, on ne peut se défendre d'un sentiment profond d'étonnement et d'admiration. C'est qu'en effet il a été donné à notre époque d'assister à un imposant spectacle, de voir le génie de l'homme luttant corps à corps avec la nature, lui dérober un à un tous ses secrets, la soumettre à ses lois, et renouveler la face du monde entier par les découvertes les plus inattendues. Nous avons vu deux sciences, la physique et la chimie, oubliées jusque-là dans l'ombre du laboratoire, enfanter de merveilleuses inventions et créer l'industrie. Nous les avons vues prêter leur concours au commerce et à l'agriculture, aux arts, à la politique même. Nos pyroscaphes sillonnent les mers ; la vapeur porte au travers des continents les produits perfectionnés de nos manufactures , ou les fruits de notre sol régénéré par une culture mieux entendue ; l'électricité trace d'un pôle à l'autre, avec la rapidité de la pensée, le récit de nos victoires ou le texte de nos traités ; le soleil lui-même grave pour la postérité le portrait de nos grands hommes.

Au milieu de ce mouvement qui emporte les esprits à la découverte de l'inconnu , qu'est devenu l'art de guérir ? La physique et la chimie, si prodigues de leurs dons pour augmenter le bien-être de l'homme , se sont-elles montrées avares pour le premier des arts, pour la première des sciences ? La chirurgie du XIXe siècle est-elle à la hauteur de notre génie ? Doit-elle quelque chose aux découvertes modernes ?

Que ne puis-je répondre par l'énumération de ces bienfaiteurs de l'humanité , dont le nom reviendra si souvent dans ces lignes ; de ces hommes dont le besoin constant fut de soulager les souffrances par les applications les plus ingénieuses des lois physiques et chimiques ? Leur nombre, celui des services qu'ils ont rendus à la science montrent que l'art de guérir n'a pas dégénéré.

L'homme avait triomphé de la nature. Il a fait plus. Si nous ne craignions de souiller notre plume d'un blasphème qui répugne à notre esprit, et d'agiter une question théologique peut-être litigieuse , nous dirions que le génie de la créature a triomphé de la parole du créateur. Dieu avait dit : « Tu enfanteras dans la douleur. » L'homme a pu dire : « Tu enfanteras sans douleur. » Simpson et Jakson avaient découvert l'anesthésie, et ouvert à la science de nouveaux horisons. « Ce n'est qu'à partir du moment où il lui a été possible de ne plus compter avec la douleur, que le génie chirurgical a pris réellement son essor, et fait reculer dans des régions inconnues jusqu'alors les limites de son efficace intervention, » disent MM. Perrin et Ludger-Lallemand, dans leur magnifique ouvrage de l'*anesthésie chirurgicale*. Le chloroforme, ce réformateur de la médecine opératoire , comme l'appelait naguère un médecin distingué , fût-il la seule conquête de notre époque, suffirait à l'immortaliser. Car il est désormais permis à l'homme de l'art, si l'on veut nous permettre de parodier un mot célèbre, de s'écrier : « Douleur, tu n'es qu'un mot ! »

Mais là ne s'est pas borné le progrès. Est-il besoin de rappeler ici l'iodothérapie qui a provoqué de si grands succès, l'électricité chaque jour plus connue, et mieux appréciée, le drainage chirurgical, la glycérine, l'oxygène, les pansements par la chaleur, pour ne citer que les applications principales ?

C'est que l'homme a compris qu'il ne devait pas se borner à augmenter son bien-être ou ses richesses ; il s'est rappelé que le premier des biens est la santé, et notre siècle si fécond en hommes de génie a vu les Dupuytren, les Velpeau, les Nélaton, déjà suivis des Broca, des Verneuil, guides intrépides d'une jeunesse ardente et laborieuse, élever encore le niveau de notre art, et aidés des lumières de la physique et de la chimie, mettre le doigt sur le siége du mal, le guérir.

Deux choses en effet caractérisent la chirurgie moderne : sûreté du diagnostic ; richesse de la thérapeutique rationnelle ; l'une s'appuyant surtout sur la physique, l'autre à la fois sur la physique et la chimie ; l'une créant cette méthode d'exploration physique si féconde et si estimée aujourd'hui ; l'autre donnant naissance à la chirurgie vraiment rationnelle, à la chirurgie conservatrice. De là la division que nous avons cru devoir adopter dans le cours de ce travail. Une première partie a été consacrée à l'application des agents physiques au diagnostic chirurgical ; l'application de ces mêmes agents à la thérapeutique forme la seconde partie. Enfin, après avoir consacré quelques pages aux nouveaux agents chimiques employés en chirurgie, nous examinerons l'influence réelle de ces découvertes sur les progrès de la chirurgie.

Mais devions-nous nous borner à l'exposé des découvertes les plus modernes dans les sciences physiques et chimiques ? Nous ne l'avons pas pensé, et au risque de nous entendre dire peut-être avec raison : qui trop embrasse mal étreint, nous avons cru devoir consacrer quelques mots à l'application récente de découvertes plus anciennes. Pouvions-nous nous dispenser de nommer le microscope, aujourd'hui entre les mains de tout le monde, l'auscultation chirurgicale, etc ?

Le XIXe siècle est d'ailleurs, il faut le reconnaître, le siècle des applications ingénieuses autant que celui des découvertes, et s'il a inventé les locomotives et les télégraphes électriques, il n'a vu naître ni la vapeur ni l'électricité.

Enfin si nous avions besoin d'une excuse auprès de la savante compagnie, nous dirions que nous nous sommes abstenus de traiter des questions trop spéciales : le microscope avait sa place ici ; on n'y trouvera pas d'histologie, et à côté de l'ophthalmoscope il ne sera pas question d'ophthalmologie. Ce système, dont nous ne nous sommes pas départis un seul instant, nous a permis de restreindre les limites d'un travail qui demanderait, pour être complet, plusieurs volumes.

Nous nous sommes efforcés d'emprunter aux ouvrages les plus connus, parfois aux inventeurs eux-mêmes, tout ce qui était susceptible de caractériser les découvertes chirurgicales dont nous allons offrir le rapide tableau. En agissant ainsi nous avons voulu à la fois nous mettre à l'abri de noms justement célèbres, et, en citant avec soin les sources où nous avons puisé, prouver l'exactitude de nos recherches.

Bordeaux, octobre 1864.

PREMIÈRE PARTIE

APPLICATION DES AGENTS PHYSIQUES AU DIAGNOSTIC DES MALADIES CHIRURGICALES.

> C'est l'entendement qui veoid et qui oyt.
>
> (MONTAIGNE)

« Le diagnostic, a dit Boyer[1], est, sans contredit, l'étude la plus épineuse de la médecine : on pourrait avancer, sans crainte d'être réfuté, qu'il forme à lui seul tout l'art médical. Lui seul distingue entre eux les médecins : sans lui l'instruction n'est rien. »

Pour arriver à porter un jugement d'une si haute importance il faut donc une connaissance approfondie de la séméiotique et de la symptomatologie; il faut que les sens du praticien, perfectionnés par un exercice journalier, deviennent aptes à deviner le moindre indice de maladie. Longtemps le médecin n'eut pour éclairer un diagnostic obscur que le secours de ses yeux, pour constater le gonflement d'un membre, la face grippée du malade, la rougeur de la peau; de sa main pour apprécier la résistance des tumeurs, de son odorat pour reconnaître l'odeur caractéristique qui accompagne quelques maladies.... que de difficultés alors pour établir une diagnose reposant presque uniquement sur

---

1. *Traité des maladies chirurgicales et des opérations qui leur conviennent*, t. Ier. Paris, 1844, Labbé.

des symptômes fonctionnels! Disons avec fierté que la véritable méthode d'exploration physique est née avec ce siècle, lorsque mille instruments perfectionnés sont venus prêter leur concours à la recherche du diagnostic.

L'auscultation, peut-être soupçonnée par les anciens, devient désormais une méthode dont on ne peut plus se passer; la lumière dirigée avec art pénètre dans les parties les plus cachées; guidée par l'oreille ou par l'œil, l'intelligence du chirurgien comprend ou devine les lésions les plus secrètes des organes les plus délicats.

I

ACOUSTIQUE.

Coup-d'œil rapide sur la percussion et l'auscultation chirurgicales.

Puis-je me dispenser, au moment d'écrire quelques lignes sur une des plus grandes découvertes des temps modernes, puis-je me dispenser de citer en tête de ce rapide résumé le nom de Laennec, qui, aussi savant que modeste, au moment où il venait d'asseoir le diagnostic toujours si difficile des maladies du cœur et du poumon, et d'ouvrir la voie à une nouvelle méthode d'exploration physique, voulut accorder la gloire de sa magnifique invention au père de la médecine? Qu'Hippocrate ait parlé d'appliquer l'oreille contre la poitrine et d'écouter, je le veux bien; que Cœlius-Aurelianus, que Paul d'Egine, qu'Ambroise Paré, que l'immortel Harvey aient connu quelque chose de la découverte de Laennec, je le veux bien encore; mais dans un autre ordre d'idées, est-ce à Papin que nous devons les chevaux de feu qui nous font dévorer les distances? Est-ce à Volta, à Galvani que nous devons les fils ingénieux qui portent notre pensée d'un pôle à l'autre? Et certes, c'est accorder beaucoup aux anciens d'avoir deviné, que dis-je? soupçonné la méthode, dont le professeur de la Charité devait faire un si bel usage.

Toutefois, hâtons-nous de le dire, en dépit des ingénieuses applications de l'auscultation et de la percussion à l'art chirurgical, l'acoustique a peu donné à la chirurgie. Sans doute il arrive fréquemment que ce sont les enseignements de la stéthoscopie qui dirigent l'accoucheur dans ses manœuvres, le chirurgien dans ses opérations; mais en voyant la découverte de Laennec atteindre entre les mains des médecins le degré de perfection que nous lui connaissons aujourd'hui, n'est-il pas permis à la chirurgie de demander son Piorry ou son Bouillaud? Je me trompe... elle les eût trouvés, si par une incroyable fatalité, les découvertes les plus précieuses, les applications les plus ingénieuses ne s'étaient trouvées étouffées avant de naître.

Un coup d'œil rapide sur les services rendus par la percussion et l'auscultation à la pathologie chirurgicale prouveront suffisamment ce que j'avance.

La percussion des tumeurs, pratiquée presque depuis les âges les plus reculés, est souvent le seul signe qui met le praticien sur la voie d'un diagnostic exact, alors qu'une fluctuation obscure ne lui permet pas de constater d'une manière certaine la présence du pus. Ce signe devient plus précieux encore dans les tumeurs des parois thoraciques, et, aidé de l'auscultation, empêchera souvent le praticien de plonger le bistouri dans une portion herniée du poumon. Nous ne ferons que mentionner le secours efficace qu'apportent ces moyens d'exploration dans les anévrismes, dans les hernies. Mais ces applications principales de l'acoustique ne sont pas les seules. N'est-ce pas aux signes stéthoscopiques que le chirurgien reconnaît la présence des corps étrangers du larynx et des bronches, des calculs biliaires, ou rénaux, d'un rétrécissement intestinal organique ou accidentel?

Eclairé par ces heureux résultats, le génie de l'homme devait chercher à perfectionner cette méthode, à la généraliser. Aussi voyons-nous depuis le commencement de ce siècle les efforts les plus intelligents pratiqués dans ce but, et parfois couronnés de succès.

Dans un savant mémoire sur les applications du stéthoscope aux affections chirurgicales, Lisfranc montra les services que l'auscultation pouvait rendre au diagnostic des calculs vésicaux. « Pour que le cylindre fournisse des sensations plus distinctes, dit-il [1], on l'applique dépourvu de l'embout, sur le corps du pubis ou sur la partie postérieure du sacrum : alors si le cathéter est introduit dans une vessie vide, et qui ne contient pas de calculs, les mouvements réguliers que l'on imprime à cet instrument font entendre des sons qui ressemblent à ceux de la pompe foulante mise en jeu. Si l'on place des tissus mous dans la vessie, le stéthoscope ne fournit pas d'autres données que celle qui vient d'être indiquée. Mais toutes les fois qu'il existe un calcul, on entend une espèce de cliquetis excessivement distinct, ou bien des sons semblables à ceux que fournit l'action d'une lime sur un corps dur. Les plus légers mouvements imprimés au cathéter donnent ces sensations. »

Cette indication, reproduite et confirmée par Laennec, devait, entre les mains de Moreau de Saint-Ludgère [2], trouver un perfectionnement : Appliquer au pavillon d'une sonde la plaque d'un stéthoscope, c'était rendre l'auscultation médiate, si la difficulté de maintenir l'oreille sur la plaque du *cystocope*, et d'imprimer simultanément à la sonde les mouvements nécessaires pour produire le choc, ne la rendait presque impossible. Pour obvier à ce grave inconvénient, M. Leroy-d'Étiolle eut l'idée d'adapter, raconte Chrestien [3], à la sonde exploratrice un tube acoustique flexible et d'une grande longueur. Un fil de

---

1. *Mémoire sur.de nouvelles applications du stéthoscope*, 1823.
2. Thèse de Paris, 1839.
3. *De la percussion et de l'auscultation dans les maladies chirurgicales*. Thèse de concours 1842.

laiton roulé en spirale, revêtu de caoutchouc, et terminé par une plaque d'ivoire transmet les sons sans aucune altération et avec une grande intensité.

Enfin « dans le but de reconnaître (ce qui est difficile par le cathéter seul) un petit fragment de pierre logé dans une cellule, ou très-peu saillant, ou entouré de faisceaux musculaires durs et hypertrophiés, dont le contact avec la sonde produirait des sensations presques semblables à celles que fournirait le calcul, M. Leroy-d'Etiolle a encore imaginé d'adapter au bas d'une sonde en caoutchouc des viroles métalliques larges de quelques millimètres, et distantes d'un centimètre. Le cathéter métallique ordinaire, passant au-dessus d'un fragment disposé comme nous l'avons dit plus haut, donne un son continu, et qui est insuffisant, tandis que par les viroles métalliques placées à distance les unes des autres, il éprouve des secousses qui, transmises surtout par le tube acoustique en caoutchouc, peuvent révéler l'existence de corps très-peu saillants [1]. »

Pourquoi faut-il que ces procédés divers qui non seulement établissent un diagnostic positif, mais qui permettent de juger d'après la nature du bruit que manifeste le choc de la sonde contre les calculs, du degré de solidité des concrétions, de leur disposition, de leur mobilité, et, peut-être même de leur nombre, aient été abandonnés avant même que l'expérience ait pu indiquer leur véritable valeur ?

Ce que Lisfranc avait compris pour la vessie, il voulait l'appliquer aussi aux parties molles. Le stéthoscope devait aider, suivant lui, à diagnostiquer les kystes profondément situés, à reconnaître au fond d'une plaie ou d'une cavité naturelle les corps étrangers. Laennec le croyait aussi. « Je ne doute pas, écrivait-il [2], que les bruits différents donnés par le choc de la

1. Barth et Henry Roger. *Traité pratique d'auscultation*, 1860. Labé.
2. *Traité de l'auscultation*.

sonde contre une balle, une pointe d'épée, un éclat d'obus,
placés profondément auprès d'un os ou implantés dans sa substance, ne fassent reconnaître ces corps étrangers beaucoup plus
facilement que la sensation transmise à la main par la sonde. »
Bien plus, le stéthoscope pourrait d'après lui donner l'idée de
la situation et de l'étendue des trajets fistuleux et des clapiers,
en y développant, à l'aide d'injections de liquide et d'air, un
gargouillement analogue au râle des cavernes pulmonaires.

M. Cornay [1] utilisant cette première donnée a proposé en
1846 le *stéréoscope* pour reconnaître par les sensations fournies
à l'oreille les corps solides engagés dans les cavités naturelles,
ou dans les parties molles.

L'auscultation ne devrait pas rester étrangère non plus aux
maladies des articulations. Andral et Marjolin racontent deux
faits que l'on retrouve dans tous les traités d'auscultation, et qui
montrent la valeur de cette méthode dans ces affections. Un
véritable bruit de râpe dans les arthrites serait, au dire de ces
auteurs, un signe pathognomonique.

En rappelant que le stéthoscope donne plus d'intensité aux
craquements, aux frottements que l'on perçoit dans la carie ou
la nécrose, nous ne ferons que citer un fait évident.

Parmi les affections chirurgicales les plus fréquentes, il n'en
est pas de plus nombreuses que les fractures, et si les sources
ordinaires de diagnostic suffisent dans les cas les plus communs
pour en constater la présence, on ne peut nier que ce ne soit
souvent au prix de douloureuses expériences, de manœuvres
cruelles et parfois insuffisantes, si le gonflement de la région
vient masquer le traumatisme. Le stéthoscope deviendra ici
encore un aide précieux; car placé sur le lieu de la fracture,
il produit sous l'influence du mouvement le plus léger une crépitation bien plus sensible que ne l'est à l'oreille nue celle que l'on

---

1 *Gazette médicale*, 1846, p. 473.

obtient par les mouvements les plus étendus. « Le cylindre, disent Barth et Royer[1], devra être en général appliqué sur le lieu même de la fracture, mais quand les parties molles seront très-épaisses, et gonflées en outre par l'inflammation, on placera l'instrument sur le point de l'os fracturé le plus voisin de la peau, où même sur l'un des os qui s'articulent avec lui, la crépitation se propageant mieux à travers les os qu'à travers les muscles et le tissu cellulaire. Ainsi pour la fracture du col du fémur, on fera bien d'appliquer le stéthoscope sur le grand trochanter ou sur la crête de l'os des îles.

» La crépitation fournie par les fragments des os compactes donne un bruit éclatant ; celle des os spongieux est plus sourde, et c'est seulement par intervalles que l'on perçoit des sons plus éclatants. Celle des fractures obliques est plus forte que celle des fractures transversales ; elle est plus obscure s'il y a chevauchement. Si la fracture est comminutive, le stéthoscope donne distinctement la sensation de plusieurs esquilles séparées. Le bruit diminue à mesure que l'on s'éloigne du point où il est produit ; mais il peut être entendu à une très-grande distance, et jusque sur le crâne, pour les fractures du fémur surtout. La détermination précise du siége de la lésion devient donc très-facile.

» Lorsque des liquides sont épanchés autour des fragments, il se joint à la crépitation une espèce de gargouillement. Quand la fracture est compliquée d'une plaie des parties molles qui pénètre jusqu'au lieu même où l'os est brisé, on perçoit simultanément un bruit de souffle analogue à celui que font entendre des inspirations et des expirations fortes, la bouche restant toujours largement ouverte. »

Deux médecins des États-Unis, MM. Cammann et Clark ont été plus loin encore, et à l'aide d'un nouveau procédé ont pu cons-

---

1. *Loc. citat.*, p. 571.

tater la présence d'une fracture sans imprimer de mouvements au membre blessé ; on devine que je veux parler de l'auscultation et de la percussion combinées, méthode entrevue par Laennec, [1] par Piorry [2], par Fournet [3].

« Lorsque l'on obtient un son par la percussion ordinaire sur le corps humain, mille parties se dispersent et se perdent pour une qui arrive à l'oreille ; mais si l'on pouvait recevoir les vibrations sonores au bout d'une tige solide, élastique, homogène bien peu se perdraient par irradiation ; et presque toutes seraient perçues à l'autre bout. Quoique les vibrations soient alors conduites par une petite surface, le son gagne beaucoup en clarté et en intensité [4]. »

Tel est le principe ; l'instrument est un cylindre plein en bois de cèdre taillé dans la direction des fibres ligneuses, d'une longueur de huit à dix centimètres, et d'un diamètre d'environ trois centimètres. Pour la percussion on se sert du plessimètre. Le cylindre étant placé sur la région centrale de l'organe à explorer, on ausculte attentivement pendant qu'un autre observateur percute à petits coups. Enfin les auteurs de cette méthode ont établi des sons types auxquels on peut comparer les autres. Ce serait sortir de notre sujet que de décrire ici le son aqueux, cardiaque, hépatique ou pulmonaire. Il n'en est pas de même du son osseux, son timbre est très-élevé, très-intense, il frappe l'oreille avec une force pénible ; plein et éclatant, se propageant à une très-grande distance, il est un peu prolongé et légèrement métallique. Or un os est-il brisé, si l'on ausculte sur un des fragments, la percussion étant pratiquée sur l'autre, le son osseux dont je viens d'indiquer les caractères subit des

1. *Loc. cit.*

2. *Traité de la percussion médiate.*

3. *Recherches cliniques.*

4. A new mode of ascertaining the dimensions, form and conditions of internal organs by percussion and auscultation. (New-Yorck, *Journ. of med. and surg.*, juillet 1840).

modifications importantes dans sa nature; il est moins net,
moins parfait. Si les fragments se touchent encore même par un
seul point, le son devient moins fort; mais la modification sera
légère, tandis que le moindre écartement fera disparaître aussitôt
et le son et le choc.

Il n'est pas jusqu'aux maladies de l'oreille qui ne puissent
trouver dans l'auscultation un auxiliaire puissant. « Dans l'état
de santé, l'oreille moyenne, c'est-à-dire la caisse du tympan et
ses dépendances ou appendices, les cellules de la base du rocher
et de l'apophyse mastoïde contiennent de l'air qui y pénètre par
la trompe d'Eustache et se renouvelle sans que l'on ait conscience
de ce mouvement. C'est surtout pendant l'acte de la déglutition
que l'air arrive dans l'oreille moyenne. Cela se fait d'une manière
lente, insensible, et en auscultant l'oreille et la région mastoï-
dienne, on ne perçoit aucun bruit indiquant cette introduction
de l'air dans ces cavités, dont toutes les parois sont inextensibles,
à l'exception de la membrane du tympan. Quand, au contraire,
il y a maladie de la trompe, épaississement de la membrane
muqueuse qui la tapisse, alors il y a un obstacle au passage de
l'air ; et ce fluide renfermé dans la caisse, ne pouvant plus se
renouveler, se raréfie en raison de la chaleur, et de l'humidité
des parties qui le contiennent. Si l'on parvient à vaincre cet obstacle, soit par le cathéterisme de la trompe, soit par un violent
effort d'expiration, le nez et la bouche étant fermés, on entend
alors un bruit très-remarquable dont voici les caractères : l'introduction de l'air, en quantité notable, dans la caisse du tympan,
donne lieu à un bruit de souffle simple, un peu aigu, quand il
n'y a pas accumulation de mucus dans l'oreille moyenne. Presque
toujours ce bruit s'accompagne d'un léger *cliquetis*, sorte de
crépitation fine et sèche, produite par le tympan que l'air pousse
en dehors, et qui perd une partie de sa concavité. L'examen de
cette membrane, en ce moment même, fait voir qu'elle est
poussée en dehors et ridée en plusieurs sens.

» Quand la caisse est plus ou moins remplie de mucus, l'air qui traverse cette masse humide occasionne un bruit de râle muqueux, sous-crépitant plus ou moins fort et qui peut aller jusqu'au gargouillement. Ce râle humide présente un grand nombre de nuances, qui dépendent de la quantité de matière contenue dans la caisse, de son degré de viscosité, etc. Lorsque la membrane du tympan est perforée, tous ces bruits sont entendus à une distance plus ou moins grande, suivant le degré de perméabilité de la trompe.

» Quelquefois le bruit muqueux et le sifflement sont couverts par les vibrations éclatantes des bords de la fistule tympanique; mais le plus souvent on peut distinguer aisément ces diverses espèces de bruit.

» Il ne m'a jamais été possible, quelque soin que j'y aie mis, d'entendre aucun bruit dans les cellules mastoïdiennes, même lorsque la quantité considérable de matière mucoso-purulente qui sortait de l'oreille moyenne indiquait, concurremment avec d'autres symptômes, que l'affection catarrhale avait envahi ces cavités.

» Je dois dire que tous les bruits qui se passent au sommet du pharynx sont facilement entendus par l'oreille appliquée sur les parties latérales de la tête et de la face. Ainsi lorsqu'une sonde a été portée à travers les fosses nasales jusqu'à la partie supérieure du pharynx, derrière le rebord cartilagineux de la trompe d'Eustache, il arrive presque toujours qu'elle rencontre une certaine quantité de mucus ; si l'on insuffle de l'air, il se produit alors un gargouillement qui est perçu par l'auscultation pratiquée sur l'oreille externe, et qu'on pourrait prendre pour un bruit des cavités de l'oreille. Mais comme ce bruit s'entend également par les fosses nasales et par la bouche, cette coïncidence ne permet pas de se tromper sur le véritable siége du phénomène [1]. »

1. Menière. Note communiquée à MM. Barth et H. Roger. (*Traité d'auscult.*)

Rappelons enfin, en terminant ce rapide résumé, les services rendus à l'art obstétrical par l'auscultation, les services plus précieux encore qu'elle rend chaque jour dans le croup, alors que le chirurgien n'attend pour ouvrir la trachée que le signal que lui transmettra son oreille exercée, et en présence de tant et de si utiles applications de l'acoustique à la chirurgie, demandons-nous pourquoi ce précieux moyen n'est pas plus généralisé dans le monde médical ? Pourquoi tant de recherches tombées dans l'oubli, tant de nombreuses inventions aujourd'hui inconnues ?

II.

LUMIÈRE.

Microscope. — Ophthalmoscope. — Laryngoscope. — Endoscope.

Si l'acoustique vient prêter son aide au praticien, et si l'oreille exercée de l'homme de l'art peut porter le diagnostic le plus précis sur les maladies qui semblent le plus obscures, quelle n'est pas l'utilité de la lumière et de la connaissance de ses lois pour aider le chirurgien dans ses recherches, ou guider son bistouri au travers des organes les plus délicats ?

Est-il besoin de rappeler ici l'intéressante expérience de Sanson et Purkinge dans la cataracte, expérience fondée sur la théorie des images réelles ou virtuelles ; l'expérience plus importante encore et cependant plus simple théoriquement de la transparence des bourses dans l'hydrocèle ? C'étaient des essais, aujourd'hui le micrographe peut analyser molécule par molécule les tissus hétérogènes de l'homme malade ; l'oculiste peut étudier l'œil jusque dans ses profondeurs les plus cachées ; il n'est pas jusqu'au larynx, à la vessie, au rectum, à l'utérus que le regard de l'homme ne puisse pénétrer.

Microscope. Le microscope fut assurément connu dans l'antiquité ; Aristophane, Pline et Lactance, après eux sans doute bien des savants illustres employèrent ce précieux instrument réduit alors à sa plus simple expression, une sphère de cristal remplie d'eau. Mais seul notre siècle a su l'apprécier, et par des études attentives et des perfectionnements successifs créer une nouvelle science. Par lui a été créée cette science de la microscopie, « ce mode particulier d'exploration, pour me servir des expressions de M. Monneret[1]. à l'aide duquel on se propose de découvrir les altérations que les maladies déterminent soit dans les solides, soit dans les liquides de l'organisme. L'anatomiste et le physiologiste se servent du microscope pour connaître la structure intime des tissus, et certains phénomènes moléculaires ; le pathologiste ne peut pas non plus s'en passer, s'il veut découvrir certaines altérations qui lui ont échappé jusqu'à ce jour. »

N'est-ce pas à lui d'ailleurs que nous sommes redevables des beaux travaux de Donné, Mandl, Pouillet, Lebert, Robin et tant d'autres, qui ont fait du microscope non plus un instrument utile, mais un instrument nécessaire à l'étudiant encore assis sur les bancs de l'école aussi bien qu'au praticien le plus exercé et le plus instruit.

Ce n'est pas ici le lieu de décrire le microscope. Qu'il soit simple, c'est-à-dire formé « d'une seule lentille ou d'une combinaison de lentilles agissant immédiatement sur les rayons lumineux, ou en d'autres termes grossissant les objets, et transmettant directement à l'œil l'image amplifiée[2] ; » qu'il soit composé, c'est-à-dire que l'image ne se forme que par une combinaison

---

1. *De la microscopie avec ses rapports avec la médecine pratique, Journal de médecine,* juin 1844.

2. Chevallier. *L'Étudiant micrographe,* Paris, Adrien Delahaye, 1864.

de lentilles , grossie et amplifiée par une seconde , placée à une certaine distance de la première , son usage est toujours le même , et son emploi comme celui de la plupart des appareils physiques , ne demande d'autre règle que de se familiariser avec l'instrument par un exercice journalier.

Le microscope après avoir subi entre les mains de Eustachio Divini , Campani , Le Baillif , Wolaston , Euler , Amici , etc. les améliorations les plus diverses , aurait atteint le plus haut degré de la perfection en 1834 , dans l'atelier de Charles Chevallier , si nous en croyons son fils, peut-être un peu trop jaloux de la gloire paternelle. Toujours est-il que depuis lui , ces ingénieux appareils , et aussi le microscope solaire [1] bien que datant de 1738 , et le microscope électrique ont pris , par les soins du célèbre opticien, une importance qu'ils ne perdront jamais.

L'histoire naturelle l'avait utilisé , l'avait associé à ses découvertes les plus remarquables ; Duchartre , Montagne lui doivent leurs succès ; et n'est-ce pas à lui aussi que de Sénarmont et Elie de Beaumont sont en partie redevables de la célébrité qui s'est attachée aux noms de ces grands géologues. Mais il était toujours resté étranger à l'art de guérir. « On s'était contenté pendant longtemps de ne faire de l'anatomie de structure qu'avec le scalpel. Ce n'est que dans ces derniers temps qu'on s'est mis à chercher avec le microscope le tissu moléculaire et en quelque sorte primordial des organes et des tissus ; c'est alors que l'anatomie de texture ou histologie a été poursuivie avec ardeur. L'anatomie pathologique devait bientôt ressentir l'influence de cette nouvelle direction imprimée surtout en Allemagne, à l'étude de la physiologie et de l'anatomie normale. En effet on s'arma du microscope pour rechercher dans les tissus les changements mo-

---

1 Il nous est permis de revendiquer pour un des nôtres la gloire de cette invention , qui est due à J. Nathanéel Lieberkun , célèbre anatomiste de Berlin.

Son instrument se composait , au début , d'une lentille puissante pour condenser les rayons solaires , et d'un microscope simple.

léculaires qu'y avait causés la maladie : on voulut apercevoir la maladie de la fibre élémentaire et arriver en quelque sorte à une pathologie anatomo-microscopique [1]. »

S'il nous était permis, franchissant les limites que nous nous sommes imposées, de jeter un coup d'œil rapide sur la science histologique, nous essayerions dans un exposé succinct de décrire les importants services rendus à la chirurgie par ce nouveau moyen d'investigation ; nous essayerions de peindre en quelques mots les variétés anatomiques que le microscope a permis d'établir entre les tumeurs de nature si diverse, jusque-là jetées sans classification dans un désordre digne de pitié ; le cancer, la tumeur fibroplastique, fibreuse, sébacée, l'enchondrome, etc. etc. ont désormais leur caractère anatomique, leur cellule caractéristique. — Les liquides organiques eux-mêmes passent sous le champ du microscope, et l'on sait l'importance que revêt désormais cette étude dans la pyhoémie, dans la gangrêne sénile, etc.

Toutefois, nous ne voudrions pas qu'on vît en nous un de ces enthousiastes jaloux de tout accorder aux expériences nouvelles ; jaloux de porter jusqu'aux nues la gloire médicale du XIXe siècle. Celui qui nous jugerait ainsi se tromperait étrangement. Pour nous le microscope n'est qu'un moyen de diagnostic, et presque toujours de diagnostic *a posteriori* ; mais c'est sur lui que s'appuie désormais l'anatomie pathologique ; il faut donc l'apprécier à sa juste valeur. Notre siècle semble l'avoir fait ; on nous pardonnera donc d'avoir consacré quelques lignes à une vieille découverte que la science a rendue toute moderne. Car si le microscope date de l'antiquité, la microscopie ne date que d'hier.

Ophthalmoscope. La texture si délicate de l'œil, le nombre de lésions et de maladies si diverses dont il est le siége, rendaient nécessaire

---

1. Monneret et Fleury. *Compendium de médecine pratique*, t. 6, p. 72.

l'exploration directe de cet organe, et un examen attentif des moindres traces de maladies. Or, jusqu'à ces dernières années, on s'était borné, faute de pouvoir éclairer le fond du globe oculaire, à l'examen des parties superficielles. « Si vous parcourez, disait naguère M. Follin[1], tous les livres publiés jusqu'à une époque fort rapprochée de nous, vous serez frappé d'une chose, c'est que les oculistes et les chirurgiens se sont presque exclusivement bornés à étudier les lésions extérieures de l'œil, surtout les ophthalmies, les affections de l'iris et celles du cristallin. La lentille cristalline semble être une barrière placée devant les investigations des médecins et qu'ils ne franchissaient guère, du moins sur le vivant. »

Faute de pouvoir examiner l'œil de l'homme vivant, les observateurs tentèrent d'étudier cet organe chez quelques animaux dont l'appareil visuel est doué d'un éclat métallique extraordinaire. Tandis que chez l'homme, en effet, le fond de l'œil reste dans une obscurité parfaite, celui de la majorité des ruminants, de beaucoup de carnivores, des cétacés, des poissons cartilagineux, miroite d'une façon éclatante. Une couche fine de tissu fibreux ondoyant disposé à la surface interne de la choroïde, en dehors de la couche épithéliale agit chez eux à la façon d'un réflecteur concave. Méry et de la Hire furent les premiers[2] à s'occuper de ce singulier phénomène et tout en s'en servant pour l'étude de l'œil, émirent les hypothèses les plus bizarres sur sa nature et sur ses causes. Son explication devait pourtant devenir le point de départ d'une grande découverte, le principe même de l'ophthalmoscope.

Dès 1810, Prévost de Genève avait compris que « le miroitement du fond de l'œil était le résultat d'un réflection des rayons lumineux venus du dehors, et que jamais le miroitement de

1. *Leçons sur l'exploration de l'œil*, 1863, Adrien Delahaye.
2. *Histoire de l'Académie royale des sciences*, 1701 et 1709.

l'œil ne se produit dans une obscurité absolue [1]. » Etudié par un grand nombre de physiologistes, entr'autres par Hasseinsten qui en 1836 lui consacra un long mémoire latin imprimé à Iéna [2], ce fait bizarre permit d'établir d'une manière positive que l'œil ne produit pas de lumière et qu'il renvoie seulement celle qu'il a reçue. Mais dans quelles conditions fallait-il se placer pour produire artificiellement chez l'homme ce qui était normal chez beaucoup d'animaux ? Là était la difficulté. On savait bien, il est vrai, que dans quelques tumeurs profondes de l'œil, dans le cancer, dans le décollement de la rétine on pouvait distinguer ce miroitement. « En 1839 Behr avait bien saisi une des conditions qui doivent être remplies pour que l'éclairage du fond de l'œil s'effectue : dans un cas d'iridémie chez une jeune fille, il constata que si les yeux de l'observateur regardaient dans une direction parrallèle à celle des rayons lumineux tombant sur les yeux de l'enfant, on apercevait le miroitement du fond de l'œil ; mais que ce phénomène lumineux s'évanouissait aussitôt qu'on regardait dans l'œil au dessous de l'axe visuel [3]. »

Mais on n'allait pas au-delà, et ce n'était ni à lui, ni à Cumming, ni à Kusmaul, ni même à Brucke que devait revenir l'honneur de la découverte. Chacun d'eux cherche, étudie, tâtonne, arrive à la limite, et près de la franchir s'arrête indécis. Cependant, pour être juste, nous devons dire avec Follin, que les travaux de Brucke ont une importance capitale dans l'histoire de cette précieuse invention. Cet habile anatomiste cherchant à produire le miroitement artificiel de l'œil, plaçait au niveau et à une petite distance de l'œil à examiner un foyer lumineux. Tandis que l'observé fixait un point quelconque au-delà de ce foyer, Brucke regardait sa pupille au-dessus d'un écran placé derrière la flamme ; la pupille brillait alors d'un éclat

1. *Bibliothèque britannique*, t. 45, 1810.
2. *Commentatio de luce ex quarumdam animalium oculis prodeunte*, Iéna, 1836.
3. Follin. *Loc. cit.*

rougeâtre [1]. Cette épreuve se faisait en 1847. Trois ans après, Helmhôltz découvrait l'ophthalmoscope fondé sur cette épreuve expérimentale. Que fallait-il en effet pour produire le miroitement artificiel ? Mettre l'œil du chirurgien sur le trajet d'un faisceau lumineux revenant de la rétine examinée. Le savant physicien ne s'arrête pas là, et reprenant l'expérience de son devancier, la modifie et rend palpable à tous la théorie de l'éclairage du fond de l'œil. Nous l'avons répétée nous-même ; elle est d'une extrême simplicité. Supposons l'œil du chirurgien o et celui du patient o' sur le même axe FF' ; si nous faisons tomber d'une source de lumière L un pinceau lumineux sur une plaque de verre à faces parallèles placée entre le malade et l'oculiste et formant un angle de 55° environ vers o', les rayons se diviseront en R en deux parties ; l'une se continuera en A B C ; l'autre se réfléchissant, viendra. après avoir subi une suite de réfractions dans les milieux de l'œil, former un second foyer lumi-

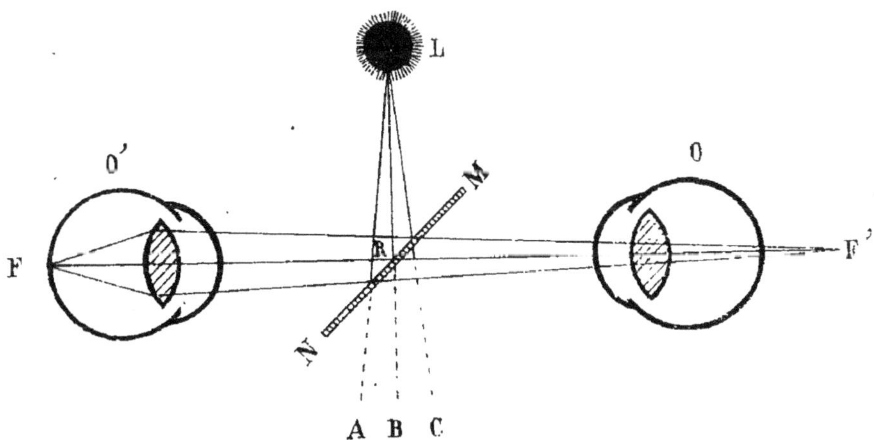

neux en F. Celui-ci émet des rayons à son tour qui suivent pour sortir de l'œil la même voie que pour y entrer, rencontrent la plaque M N et s'y divisent aussi en deux parties. L'une est ré-fléchie vers la source lumineuse L ; l'autre, après avoir subi une réfraction insignifiante, vient tomber en F'. Ajoutons-y une lentille concave pour changer la direction des rayons convergents, et nous aurons l'ophthalmoscope.

Tel était en effet au début celui de Helmholtz. Un cube métallique noirci à l'intérieur, dont l'une des extrémités obliquement coupée, supporte sous un angle de 58° trois plaques rectangulaires de verre transparent, et dont l'autre, munie d'un diaphagme, était disposée pour recevoir des verres concaves, composait tout l'appareil. Diriger les plaques de verre transparent du côté du foyer lumineux placé près du malade et au niveau de son œil, telle était toute la méthode.

Mais bientôt convaincu de la difficulté d'obtenir des images nettes et distinctes avec un instrument aussi imparfait, on essaya les miroirs concaves qui pendant longtemps ont été les ophthalmoscopes seuls employés, et qui, malgré les perfectionnements apportés à ces instruments, sont encore entre les mains de beaucoup de chirurgiens. Ils se composent essentiellement d'un miroir concave soit en verre étamé, soit en métal, de 25 centimètres de foyer, et porté sur un manche d'ivoire ou d'ébène. Une solution de continuité soit dans l'étamage, soit dans le métal a été laissée au centre du miroir et permet à l'œil de l'observateur appliqué sur la portion convexe de voir le fond de l'œil du malade éclairé par les rayons lumineux qu'il dirige lui-même à l'aide du miroir. On y ajoute ordinairement une lentille[1], soit fixée à l'ophthalmoscope lui-même, comme dans celui de Follin, soit maintenue entre le foyer et la lumière

---

1. Celle-ci peut être biconcave ou biconvexe. De là deux procédés : procédé de l'image renversée ; procédé de l'image droite. Dans cette dernière méthode, la lentille biconcave forme avec le cristallin un système analogue à la lunette de Galilée.

par la main de l'observateur. On s'est servi encore de réflec-
teurs plans ou convexes sur lesquels on projette les rayons lumineux concentrés à l'aide d'une lentille : tel est l'instrument dont
se sert Coccius ; tel est encore l'ophthalmoscope de M. Zander,
formé d'un miroir convexe associé à une lentille biconvexe.
Ils compliquent inutilement le manuel opératoire. Citons encore, pour en finir, l'ophthalmoscope de Burow, formé d'une
lentille biconvexe étamée sur une de ses faces, excepté en un
point qui correspond au centre de la lentille ; celui d'Ulrich,
fondé sur le pouvoir réfringent des prismes ; l'auto-ophthalmoscope de Coccius, qui n'a aucune importance au point de vue
chirurgical ; les ophthalmoscopes fixes de Cusco, Liebreich,
Ruete, Follin, etc.. etc.

Nous ne parlerons ici ni de l'ophthalmo-microscopie, ni de
la micrométrie qui n'ont pas réalisé les merveilles tant promises
à leurs débuts. Enfin le mode d'éclairage a subi des modifications diverses qu'il serait beaucoup trop long d'énumérer ici.

Tel est, en résumé, l'appareil instrumental qui a régénéré
l'ophthalmologie.

Mais jusqu'à l'année dernière on n'avait pu faire usage que
d'ophthalmoscopes monoculaires qui, entr'autres inconvénients,
causent de la fatigue, et rendent assez difficile pour les commen-
çants la projection des rayons lumineux.

L'ophthalmoscope binoculaire de M. Giraud-Teulon a en outre
l'avantage inappréciable de donner une plus grande étendue au
champ de la vision, enfin de donner leur relief normal aux
points saillants rencontrés dans l'œil.

« Dans l'ophthalmoscope monoculaire, un seul œil placé derrière le trou d'un miroir, reçoit les rayons qui ont servi par
leur concours à former l'image réelle, et qui de là avancent
vers lui en divergeant. Dans l'ophthalmoscope binoculaire un
mécanisme particulier partage ces rayons entre les deux yeux.
Voici quel est ce mécanisme : il consiste simplement en une

paire de rhomboèdres en crown-glass à 45 degrés, représentés
dans la figure ci-jointe A, à gauche, B C à droite. Les rayons
lumineux divergents qui doivent atteindre l'observateur viennent

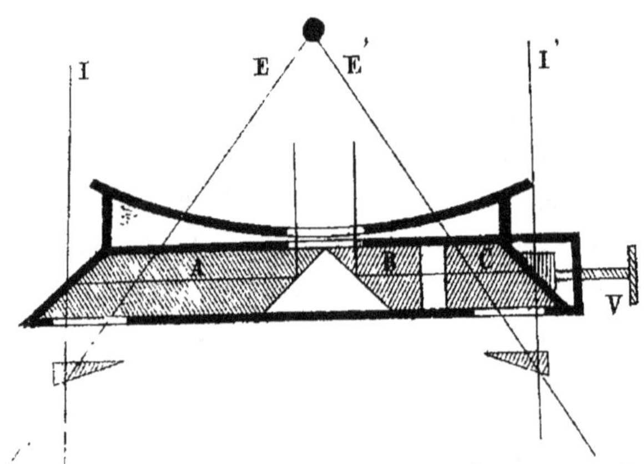

se partager en deux faisceaux symétriques sur l'angle commun
des prismes A et B, éprouvant sur les faces à 45° de ces prismes
une double réfraction totale ; ils émergent du système suivant
les parallèles I et I' que sépare un intervalle égal à celui des
yeux de l'observateur. Ce dernier, placé derrière l'instrument,
se trouve donc avoir en face de chaque œil et en état de parallélisme deux images analogues à celles dont on se sert en stéré-
oscopie ; il s'agit alors de les amener à coalescence. On y parvient exactement, comme dans le stéréoscope par le petit
prisme représenté sur la figure, à l'aplomb des lignes I et I', et
en avant de l'instrument. Ces prismes déviant suivant E et E'
les rayons I et I' font fusionner les deux images sur la ligne
médiane...

» Depuis la première publication faite de ce nouvel instrument,
il y a été déjà apporté une modification qui le rend applicable
aux écartements les plus variables des yeux. C'était une amélioration nécessaire. Dans la disposition première adoptée, les
rhomboèdres étaient, des deux côtés tels que celui représenté en
A. Chaque instrument n'était donc destiné qu'à un écartement

à peu près fixe des pupilles de l'observateur. Chacun devait donc avoir son instrument spécial pour soi. En coupant en deux l'un des rhomboèdres, et en rendant sa moitié externe C mobile dans une coulisse horizontale, M. Naschet a résolu le problème supplémentaire de l'adaptation d'un même instrument à tous les écartements possibles des yeux[1]. »

Dans cette méthode la lampe qui sert à l'éclairage doit être placée immédiatement en arrière et au-dessus de la tête du patient. La position de ce dernier, celle du chirurgien, celle de l'ophthalmoscope, celle de la lentille doivent être exactement perpendiculaires sur la ligne médiane qui passe par la source de lumière et l'axe de l'œil du malade. Un petit mouvement du miroir concave autour de son axe horizontal fait passer les rayons réfléchis de la flamme au centre de la lentille et de la cornée de l'observé.

« Géométrie de position, sensation des formes et même des qualités des objets, tels sont les avantages procurés par cette vision naturelle et complète. Rien n'est plus laissé à l'illusion ; plus d'erreurs sur la position respective des différents plans de la perspective. »

La promptitude dans l'apprentissage de l'ophthalmoscope ; la supériorité des notions qu'elle donne quand les deux yeux sont employés, voilà deux avantages immédiatement saisissables, et qui ne laissent aucun doute sur la vulgarisation prochaine de cet instrument.

Nous avons donné succinctement la théorie de l'éclairage du fond de l'œil ; nous avons indiqué sommairement les divers instruments mis aujourd'hui en usage pour arriver à ce résultat ; il nous resterait, pour achever ce rapide tableau, à parler des applications de ces appareils à la chirurgie ophthalmologique. Mais ici encore les limites que nous devions nécessairement nous

---

1. Debaut. *Gazette des hôpitaux*, 20 juin 1863.

imposer, nous défendent de passer outre ; car un pareil sujet est trop vaste pour que nous puissions même l'effleurer. Disons seulement que cette précieuse méthode d'exploration a changé l'oculistique, et que bien des maladies de l'œil jusque-là ignorées ont dû à l'ophthalmoscope de sortir de l'obscurité [1]. L'amaurose aussi bien que la cataracte, les choroïdites, les traumatismes ont pu être étudiés, connus, guéris. Bien plus, et si nous citons ce fait, c'est que nous croyons qu'il peut mettre sur une nouvelle voie, et aider le diagnostic de quelques maladies cérébrales du domaine de la chirurgie, la méningite a été étudiée à l'ophthalmoscope, et M. Bouchut a pu suivre pas à pas les progrès de la maladie, à l'aide du miroir d'Helhmoltz [2]. Cette expérience est remplie d'enseignements, et si l'on nous demande ce que nous pensons des destinées de cette découverte, nous ne craindrons pas d'affirmer que nous croyons qu'un avenir brillant lui est réservé, qu'un jour viendra, et il n'est peut-être pas bien loin, où l'ophthalmoscope aura sa place marquée à côté du cylindre de Laennec, et rendra aux maladies cérébrales les services que l'auscultation rend chaque jour aux maladies de la cage thoracique. Que faut-il pour cela ? des études et du travail. Ce n'est pas, grâce au ciel, ce qui fait défaut dans notre siècle. Le succès couronnera ces efforts.

Laryngoscope. La laryngoscopie est à peine inventée, et déjà elle a marché avec une étonnante rapidité. C'est que, il faut le dire, l'éclairage de l'arrière-gorge et du larynx ne présente pas les difficultés

1. L'examen de l'œil à l'aide l'ophthalmoscope a trouvé dans l'atropine un secours précieux, et nous regrettons que la question purement chirurgicale que nous traitons ici ne nous permette pas de nous arrêter à ce puissant mydriatique. Ce sujet aurait d'autant plus d'intérêt que la fève du Calabar (le *physostigma venenosa*) récemment introduite dans la pratique, et si bien étudiée par M. Giraldès, paraît destinée à produire un effet tout opposé, et qu'on a pu l'employer utilement déjà pour combattre les effets de l'atropine et aussi pour déchirer les adhérences de l'iris au cristallin et à la cornée.

2. *Gazette des hôpitaux*, 15 mai et 9 octobre 1862. Leçons professées à l'hôpital Sainte-Eugénie.

presque insurmontables que l'ophthalmoscopie a rencontrées à son début. Aussi est-il très-étonnant que la fréquence des affections laryngées jointe à la disposition anatomique de la cavité bucco-pharyngienne facilitant l'éclairage de cette région n'aient pas amené plus tôt une découverte d'une si haute importance. Un simple miroir fut d'abord employé et Gerdy, paraît-il, aurait le premier usé de ce moyen : « La construction du pharynx, écrit-il, se vérifie au moyen d'un miroir[1]. » Bennati et peut-être aussi quelques autres médecins, imitant en cela la conduite des dentistes, usèrent de leur miroir non plus pour examiner les dents, mais l'arrière bouche, sinon le larynx. Un peu plus tard un ingénieux mécanicien, du nom de Selligues, exécuta pour un médecin un véritable spéculum, qui permettait de voir la cavité laryngienne. Mais « cet instrument, disaient alors Trousseau et Belloc[2], cet instrument dont il ne faut pas s'exagérer l'utilité, est d'une application très-difficile, et il n'est guère plus d'un malade sur dix qui puisse en supporter l'introduction. Il est une difficulté qui, à elle seule suffirait pour dégoûter à jamais de se servir de cet instrument, c'est la présence de l'épiglotte. Cet opercule a une grande largeur, et il recouvre si exactement la partie supérieure du larynx qu'il empêche totalement que la représentation de cet organe puisse être répétée dans ce miroir ; et de plus la lumière projetée sur l'instrument tombe directement et nécessairement sur la face linguale de l'épiglotte, et l'ombre de celle-ci couvre précisément le larynx et le dérobe complètement à la vue. »

Heureusement, en 1837, le nom de Trousseau n'avait pas encore l'autorité qu'il porte avec lui aujourd'hui. Vingt ans plus tard, une semblable assertion, fondée d'ailleurs sur une erreur, eût enrayé peut-être le zèle le plus ardent, et l'instrument de Selligues

---

1. *Physiologie médicale*, p. 503.
2. *Traité de la phthysie laryngée*, Paris 1837.

non perfectionné eût été rejoindre ces spéculum, ces pinces à ligatures, ces aiguilles à cataractes, etc. etc., qui, luttant chaque jour pour sortir de l'oubli, ne peuvent même pas être oubliés, inconnus qu'ils sont en naissant.

Vers la même époque, Liston pratiqua des tentatives du même genre, mais qui restèrent presque sans résultat ; il n'est donc pas plus, comme le voudrait Czermak [1], l'inventeur du laryngoscope, que Brücke ne le fut de l'ophthalmoscope. Liston, aussi bien que Bennati et Gerdy, *n'avait oublié qu'un point* ; *c'était d'éclairer*....... le larynx. Un professeur de chant, Manuel Garcia le comprit, et voici comment M. Edouard Fournier [2], auquel nous empruntons les traits les plus saillants de cette notice, raconte cette découverte. Garcia faisait depuis longtemps des recherches sur la théorie de la voix humaine ; dans l'espoir de saisir les mystères de l'appareil vocal, il introduisit un petit miroir au fond de sa gorge. Tentative inutile ! ce qui est arrivé à ses devanciers lui arrive à lui-même ; la glotte demeurée dans l'obscurité ne peut se reproduire que d'une manière obscure sur le miroir laryngien.

Mais soudain une pensée traverse son esprit ; il saisit un miroir de toilette, dirige quelques rayons solaires dans le fond du larynx... il pouvait s'écrier : ευρηκα ! c'était en 1855. La nouvelle découverte, appliquée tout d'abord à la physiologie de la voix, devient, deux ans plus tard, entre les mains du docteur Turck, de Vienne, un moyen de diagnostic dans les affections laryngées ; mais ce ne fut qu'en 1861 que M. Czermak, professeur de physiologie à l'Université de Pesth, vulgarisa la découverte de Garcia en la portant à Paris.

Le laryngoscope se compose de deux parties essentielles, un réflecteur, un miroir laryngien.

1. *Du laryngoscope*, 1860.

2. *Etude pratique sur le laryngoscope ;* mémoire lu à l'Académie des Sciences dans séance du 10 nov. 1862. — Paris, Ad. Delahaye, 1863.

Le réflecteur, d'abord simple miroir de toilette, fut bientôt remplacé par le miroir circulaire de l'ophthalmoscope que l'observateur, pour avoir les mains libres, plaçait entre les dents au moyen d'un manche coudé; à ce système on préfère aujourd'hui celui de Czermak, qui le maintient autour du front par une ligature, ou la méthode de Smeleder et Stelwag qui le fixent sur le nez à l'aide d'un ressort analogue à celui du vulgaire pince-nez. D'ailleurs on ne se contenta plus bientôt de la lumière solaire, et une source lumineuse plus facile à régler dirige ses rayons sur le réflecteur qui éclaire ainsi à volonté les points de l'arrière-gorge qu'on juge convenable. Aussi le système de Czermak, Smeleder et Stelwag est-il infiniment préférable à celui qu'adoptait dernièrement M. Turck, et qui consiste à fixer le réflecteur sur un pied indépendant [1]. Il en résulte une grande difficulté pour imprimer la direction nécessaire aux rayons lumineux, direction que le chirurgien doit constamment changer à cause des mouvements du malade. Le réflecteur est-il fixé sur la tête de l'opérateur, celui-ci peut facilement et comme naturellement diriger le pinceau lumineux.

Le miroir guttural n'est pas moins important; il se compose essentiellement d'un petit miroir plan en verre étamé ou mieux en métal fixé à l'extrémité d'une tige rigide. La disposition anatomique du pharynx variable suivant les âges, le sexe, l'état pathologique, exige des dimensions diverses, mais qui peuvent se résumer à trois : un, deux et trois centimètres carrés. Ces

1. M. Mandl a cherché encore à modifier cet instrument. Nous reprocherons à son réflecteur, présenté à l'Académie de Médecine dans la séance du 28 janvier 1862, les mêmes défauts qu'à celui de M. Turck. Il est vrai qu'il donne une lumière puissante et que le système de miroirs et de lentilles adapté autour de la lampe, double ou triple la puissance lumineuse. Mais, comme celui du médecin de Vienne, il rend très-difficile l'examen laryngoscopique.

Nous ne dirons rien ici du *pharyngoscope de famille* de M. Moura-Bourouillan (*Gaz. des hôp.*, fév. 1863). Comme l'auto-ophthalmoscope de Coccius, c'est un curieux instrument ; mais nous le croyons au moins inutile. Il est vrai pourtant de dire que le pharyngoscope composé d'une lentille et d'un miroir ne présente pas les complications de l'auto-ophthalmoscope.

mêmes circonstances, et surtout encore la disposition anatomique non plus seulement du pharynx, mais de toute la région
pharyngo-laryngienne, indiquent que la cavité du larynx ne peut
être éclairée que de haut en bas et d'arrière en avant. On a
donc cherché, en vertu des lois de l'optique, à faciliter la position du miroir guttural dont le plan doit ordinairement être parallèle à la paroi pharyngienne, en lui faisant faire un angle
qui peut varier entre 110 et 145 degrés, suivant les sujets. Disons
d'ailleurs qu'on s'est beaucoup trop occupé de cet angle, et que
« le succès de l'examen laryngoscopique dépend beaucoup
moins de tous ces détails dans la construction du miroir que de
la dextérité de l'observateur [1]. »

L'appareil instrumental est, on le voit, d'une extrême simplicité et toute la méthode consiste à diriger des rayons lumineux, à l'aide d'un réflecteur, sur un second miroir placé dans
l'arrière-gorge du patient; le miroir reproduit alors les parties
profondes à la manière d'une glace. Il sera donc facile à toute
personne connaissant la topographie des parties examinées d'analyser l'image laryngoscopique, et si l'extrême sensibilité de la
luette rend difficile au premier abord pour quelques personnes
l'examen du larynx, il faut ajouter que les sujets s'habituent
bien vite à une exploration si utile [2]. En effet « qu'est l'observation si l'on ignore là où est le siége du mal [3] ? » Et
« comment appliquer avec intelligence les remèdes utiles aux
maladies de la voix, si on attribue la voix à des parties qui n'y
ont nullement part [4] ? » La laryngoscopie est donc devenue
depuis longtemps une opération nécessaire, le complément indispensable de la méthode de Laennec, et si le chirurgien en a

---

1. Czermak. *Loc. cit.*, p. 21.

2. On sait qu'au besoin le bromure de potassium peut procurer une anesthésie momentanée
du voile du palais.

3 Bichat. *Anatomie générale.*

4. Dodart. *Mémoires de l'Académie des Sciences*, 1700.

moins souvent besoin que le médecin , il est vrai de dire que les quelques maladies où le miroir laryngien lui devient nécessaire, n'ont une histoire complète que depuis son invention. C'est à lui que nous devons ces intéressantes études sur les polypes du larynx ; et ces observations non moins intéressantes que nous apportent chaque jour les recueils périodiques , ou les Bulletins de la Société de Chirurgie.

Les retrécissements , les tumeurs , les corps étrangers peuvent être désormais diagnostiqués , je dirai presque , avec facilité. Le laryngoscope fait plus encore ; il peut servir à l'inspection des fosses nasales si souvent le siége de polypes de toute nature. Il suffit pour cela de retourner vers la partie rhino-pharyngienne l'angle d'ouverture du miroir. Ainsi le médecin peut porter son œil investigateur dans toute la région naso-pharyngo-laryngienne, et depuis l'orifice des fosses nasales , jusqu'au troisième anneau de la trachée , tout est pour lui à découvert. Quelquefois même , mais c'est une exception , il est possible de pousser l'investigation jusqu'à la naissance des bronches. Nous regardons comme une erreur malheureuse échappée à M. Turck, médecin en chef de l'Hôpital général de Vienne , le récit d'un examen laryngoscopique dans tout le parcours de la bronche droite et « même un peu plus loin [1]. »

Est-il utile d'insister davantage sur l'influence de cette découverte [2] ?

---

1. *Méthode pratique de laryngoscopie*, chap. 3.me.

2. Nous serions ingrats envers une découverte qui nous rendait naguère la voix perdue pendant huit mois , si , à côté de la laryngoscopie nous ne placions l'appareil à pulvériser les liquides de M. Sales-Girons. Cette ingénieuse application d'un principe physique, — la compression de l'air, — n'appartient pas assez à la chirurgie pour que nous lui donnions place ici. Mais du moins, en le nommant, nous voulons montrer notre reconnaissance pour un moyen peut-être trop vanté au début, trop oublié aujourd'hui.

D'ailleurs, nous avons la persuasion que l'appareil de Sales-Girons n'a pas dit son dernier mot sur les affections chirurgicales du larynx , et le bien-être qu'éprouvent les malades atteints de laryngite, d'un usage fréquent du pulvérisateur, semble inviter les chirurgiens à essayer la pulvorisation des liquides médicamenteux toutes les fois qu'ils ont porté l'instrument tranchant sur la muqueuse laryngienne. Nous voudrions avoir assez d'autorité médicale pour populariser une méthode qui n'est , il est vrai, que théorique chez nous , mais qui repose cependant sur des conclusions tirées de faits cliniques importants.

Connaître le mal , n'est-ce pas le point de départ d'une médication rationnelle ? Mais « le laryngoscope, non moins utile au médecin que le stéthoscope, ne portera réellement tous ses fruits qu'alors seulement qu'il aura acquis cette simplicité d'application qui vulgarise si rapidement la découverte de l'immortel Laennec[1]. »

Endoscope.
Que diraient les sceptiques qui refusent de croire aux merveilles de la microscopie , du miroir laryngien, de l'ophthalmoscope , si on leur mettait sous les yeux l'endoscope destiné à faire pénétrer le regard du chirnrgien non pas seulement dans le larynx , l'œil ou les fosses nasales , mais dans le rectum , la vessie , l'utérus. Ils pourraient à bon droit, semble-t-il , traiter l'invention de chimère , l'inventeur de rêveur , et rire à leur aise de ce projet ambitieux. C'est cependant celui qu'a réalisé M. Désormeaux. Le savant chirurgien de l'Hôpital Necker présenta [2] en **1853** à l'Académie de médecine un instrument qu'il désignait sous le nom d'uréthroscope et qu'il destinait, ainsi que l'indique son nom, à l'examen interne de l'urèthre. La difficulté contre laquelle s'étaient jusque-là brisés les efforts des savants , était de livrer passage aux rayons lumineux, par un orifice étroit, tout en conservant un espace suffisant pour les rayons visuels. Le miroir percé au centre employé par Léon Foucault , pour l'éclairage des corps opaques sous le microscope, devait, entre les mains de Désormeaux, donner enfin le résultat cherché. Placer ce miroir sur le prolongement de l'axe d'une sonde droite à bec, en l'inclinant de façon à réfléchir dans la direction de cette sonde, les rayons d'un foyer lumineux posé sur le côté, telles étaient les indications à remplir, et d'après lesquelles Arthur Chevallier et Charrière exécutèrent le premier instru-

1. Fournier. *Loc. citat.*

2. *Bulletins de l'Académie des Sciences*, 1853.

ment. A l'époque de sa présentation à l'Académie, l'instrument avait déjà rendu d'importants services ; un retrécissement dans la région du bulbe, une uréthrite chronique, quelques autres affections du même genre avaient été non seulement diagnostiqués à l'aide de l'uréthroscope, mais on avait pu même constater les lésions anatomiques. Dès cette époque aussi une circonstance fortuite avait permis de reconnaître qu'une ouverture latérale faite à la sonde ne diminuait pas sensiblement l'éclairage, et cette observation, qui établissait la possibilité d'introduire des caustiques ou des instruments tranchants, devait donner lieu à plusieurs modifications importantes.

Tel qu'il est aujonrd'hui, l'instrument dont on ne se sert plus seulement pour l'examen de la vessie ou de l'urèthre, mais pour tous les organes assez superficiels pour que la sonde y puisse pénétrer, se compose :

« 1° D'un tube renfermant un miroir métallique incliné à 45 degrés sur l'axe de l'instrument, et percé à son centre ; ce tube se termine à une extrémité par une douille qui sert à l'adapter aux sondes que l'on introduit dans les organes, (soit l'urèthre, les fosses nasales, le pharynx ou tout autre canal profond) ; par l'autre bout, il est muni d'un diaphagme percé, comme le miroir, d'une petite ouverture centrale ;

» 2° D'une petite lampe à gazogène placée dans une sorte de lanterne, que l'on réunit à la pièce précédente au moyen d'un tube latéral. La lumière de cette lampe réfléchie par un réflecteur concave, vient tomber sur le miroir incliné, qui la dirige vers les objets placés au bout de la sonde ;

» 3°,D'une lentille destinée à faire converger les rayons lumineux sur l'objet que l'on veut éclairer. Pour monter l'appareil, on fixe dans la douille à vis de pression l'extrémité de la sonde, puis sur le tube latéral on adapte la lampe préalablement réglée, de façon que sa flamme réponde au centre du miroir concave. Les objets placés à l'extrémité de la sonde se trouvent alors éclairés, et on les voit distinctement en regardant par l'ouverture du diaphagme [1]. »

La lampe doit être maintenue tout le temps de l'examen dans une situation bien verticale ; on doit avoir soin que la flamme ne soit ni trop petite ni trop haute, en un mot que le maximum d'intensité du foyer lumineux se trouve dans l'axe du réflecteur. Un lieu obscur est encore préférable à tout autre, la lumière naturelle faisant pâlir d'une manière sensible la lumière artificielle ; enfin si la surface à examiner est humide, il est bon de l'éponger au moyen d'agaric ou de coton porté sur une tige flexible qu'on introduit dans les sondes.

Celles-ci varient suivant leurs usages. Pour les organes remplis de liquide comme la vessie, on emploie une sonde fermée par un verre. Dans les autres cas on se sert de sondes ouvertes par les deux bouts et fendues sur le côté pour pouvoir y introduire le porte-éponge, ou d'autres instruments. Une couche de noir de fumée enduit toutes les sondes et facilite une exploration que rendrait impossible la présence d'une surface réfléchissante.

Et cependant cet instrument si ingénieux ne rend pas les services qu'on était en droit d'attendre de lui ; c'est plutôt, il faut le dire, dans la plupart des maladies, surtout dans l'affection calculeuse, un objet de curiosité qu'une ressource contre les difficultés.

« Mais, dit le docteur Mallez [2], il fournit une notion précieuse et qui lui assigne une place parmi les instruments utiles : c'est la notion de coloration.

»Le toucher donne bien et vite à des doigts exercés la connaissance d'un rétrécissement, son degré d'ouverture, de résistance, l'état anatomo-pathologique exact, en un mot ; mais ce qu'il

1.. *Gazette des hôpitaux*, février 1863.
2. *Ibid.*

est impuissant à fournir, et dont il n'a pas été tenu un compte suffisant dans tout ce qui a été écrit sur les retrécissements de l'urèthre, c'est la coloration de la membrane muqueuse, cette coloration qui nous sert à préciser l'état inflammatoire de la conjonctive par exemple, et à mesurer l'action du médicament que nous voulons y opposer.

» Un homme se présente avec tous les symptômes fonctionnels d'un retrécissement de l'urèthre; une bougie à boule est introduite et accuse un obstacle. L'urèthroscope vient après, et que montre-t-il ? Une muqueuse rouge, enflammée, violacée parfois, mais rien de plus. Si dans ce cas, on porte sur ce point par un stylet, un petit tampon de ouate trempée dans une solution de quatre grammes de nitrate d'argent sur cent-vingt grammes d'eau, la muqueuse pâlit sous vos yeux, et dès le lendemain ou le soir même, le malade a vu disparaître tous les symptômes du retrécissement. Qu'il soit complètement et radicalement guéri, c'est une autre question. Mais qu'on ait fait ce qui se fait mille fois par jour avec succès pour l'œil, c'est ce dont tout le monde conviendra.

» Les faits de la nature de celui que je viens de citer sont aujourd'hui pour moi très-nombreux, et sur près de 500 malades que j'ai vus en 1862 à ma clinique, il me serait facile d'en relever une centaine de pareils. L'objection sera celle-ci : c'est que ces inflammations circonscrites de l'urèthre ne sont pas ce qu'on entend aujourd'hui par retrécissement ; mais elles le seraient devenues; l'expérience de tous les jours le prouve.

» La même chose aura lieu pour la vessie, moins nettement toutefois à cause du verre interposé entre l'œil de l'observateur et la muqueuse vésicale. C'est là, selon moi, la véritable fonction de l'endoscope et la seule à laquelle il faille l'appliquer. Mais comme l'opthalmoscope il demande à être manié souvent. »

L'endoscope, il faut donc le reconnaître avec le docteur Mallez, n'est pas un instrument qui puisse marcher de front avec ceux dont il a été question tout-à-l'heure ; mais son utilité est incontestable. Nous croyons d'ailleurs que lui aussi atteindra bientôt un perfectionnement peut-être inattendu, et qu'alors comme l'ophthalmoscope, le laryngoscope, le microscope, il deviendra entre les mains expérimentées du médecin et pour un œil habitué par un usage journalier à cette exploration, un aide de tous les instants, un guide diagnostique certain, aussi bien dans les maladies des organes génito-urinaires de l'homme que de ceux de la femme [1].

Et à ceux qui nous diraient qu'avec ces instruments on voit tout ce que l'on veut, nous répondrions hardiment avec Broca [2], dont on ne contestera pas sans doute l'autorité, que « ces paroles montrent que c'est là tout leur savoir en cette matière [3]. »

1. L'analyse chimique complète l'exploration physique ; mais elle est en chirurgie si peu usitée que nous nous abstenons de lui consacrer un article. C'est à peine si deux ou trois maladies lui empruntent son concours, et encore est-il permis de les faire rentrer dans le domaine de la pathologie médicale.

2. *De la propagation de l'inflammation*, Paris 1849. Thèse.

3. On voit que nous avons à dessein passé sous silence le *speculum auris*, dont M. Triquet fait usage et qui a d'ailleurs fort peu d'importance chirurgicale.

SECONDE PARTIE.

APPLICATION DES AGENTS PHYSIQUES A LA THÉRAPEUTIQUE CHIRURGICALE.

> La médecine physico-chimique devait
> reparaître sous une forme nouvelle, comme
> les idées usées dans toutes les réactions.
> Elle rentra par la porte de l'organicisme
> à la faveur des progrès récents de la phy-
> sique, de la chimie et de l'anatomie.....
>
> TROUSSEAU et PIDOUX, *Théra-*
> *peutique*, t. 1.

Si, prenant la question qui fait le sujet de ce travail, à un autre point de vue que celui où nous l'avons envisagée jusqu'ici, nous entrions tout d'un coup dans le domaine de la philosophie médicale, il nous serait possible de montrer l'influence qu'ont exercée les découvertes du XIXe siècle sur les théories qui, depuis les âges les plus reculés, ont servi de textes aux discussions des médecins et des philosophes.

Nous dirions comment notre thérapeutique, appuyée hélas ! sur un bizarre assemblage d'irritabilisme, et de nervosisme, s'est vue contrainte de combler le vide laissé dans l'organisme, en y ajoutant des théories mécanico-physiques.

L'irritabilité qui, d'après Haller, Broussais et leur école, n'est capable que de mouvement, appelait nécessairement l'humorisme auquel la chimie avec ses équivalents, son analyse, et l'anatomie avec le microscope venaient prêter leurs concours.

Nous pourrions dire encore, et, cela en nous appuyant sur l'autorité des maîtres de la science, comment la physique et la chimie qui ont amené le *chimisme* et le *physicisme*, préparent dès maintenant le renversement de ces erreurs.

Mais non ! agiter ici de pareilles questions ne serait pas seulement un hors-d'œuvre, ce serait, nous le sentons, entreprendre un ouvrage au-dessus de nos forces. Notre tâche est assez vaste ; elle nous suffit.

La physique pourrait facilement compter ce qu'elle a donné à la thérapeutique chirurgicale depuis le commencement de ce siècle. Au nombre restreint de ses dons opposons du moins leur importance ; si les agents dont elle a enrichi la matière médicale sont peu nombreux, à eux seuls ils ont pu créer une médication spéciale. L'application de l'électricité à la guérison des maladies a été le point de départ d'une nouvelle méthode, l'électrothérapie, qui, dès ses débuts a montré sa valeur.

L'électricité a désormais sa place à côté des médicaments excitants les plus énergiques. Nous verrons que là ne se résume pas tout son rôle.

L'importance de l'électrothérapie ne nous a pas fait oublier les autres applications de la physique à la chirurgie, et bien que leur nombre en soit très-restreint, nous ne craignons pas de leur attribuer un rôle très-important dans la médecine moderne. Les découvertes de MM. Guyot, Chassaignac, Robert de Latour, Nélaton, ne sont pas marquées seulement du sceau de l'intelligence ou du génie ; chacune d'elles peut revendiquer de nombreux succès.

I.

CALORIQUE.

Pansements par la chaleur. — Des enduits imperméables contre l'inflammation. — Pansements par occlusion. — Cautérisation par le gaz d'éclairage.

Au nombre des agents physiques les plus anciennement connus, et même les plus usités dans la thérapeutique de l'antiquité, il est juste de placer en première ligne le calorique. Mais si l'action de la chaleur presque limitée d'ailleurs à l'usage empirique des thermes, et à l'emploi du fer rouge , a marqué sa place dans la matière médicale de ces âges reculés , c'est à notre siècle seulement qu'il appartient d'avoir compris et limité les modifications que ce précieux agent fait subir aux corps qu'il pénètre, le rôle qu'il joue dans l'organisme sain ou malade.

A ce titre, ce *stimulant radical du sens vital*, suivant l'expression profondément vraie de Récamier, devait avoir sa place marquée dans ce travail, et nous avons cru devoir consacrer quelques pages à des applications très-récentes d'un agent très-anciennement connu.

Le calorique, type de tous les excitants, peut agir, on le sait, de trois manières différentes :

1°. Comme excitant général , lorsque irradié par le système nerveux ou absorbé, il va stimuler l'organisme entier.

2°. Comme excitant local ou agent fluctionnant, lorsqu'on concentre son activité sur un point plus ou moins étendu

3°. Comme agent irritant, lorsqu'il altère ou détruit les parties soumises à son contact.

Nous n'aurons pas à nous occuper ici de l'emploi du calorique, comme agent purement local[1] ; il n'en sera pas de même des deux autres modes d'action, qui ont donné lieu dans ces dernières années à deux méthodes précieuses de thérapeutique chirurgicale ; je veux parler ici, indépendamment de quelques nouveaux caustiques à peu-près oubliés, des pansements par la chaleur, et de l'emploi des enduits imperméables contre l'inflammation, méthodes reposant l'une sur l'augmentation du

---

1. Pourrions-nous pourtant nous dispenser de citer en passant, mais sans nous y arrêter, le marteau de Mayor ? Employé aujourd'hui presque uniquement à titre de rubéfiant ou de vésicant, il appartient surtout à la thérapeutique médicale , et c'est pour cela que nous ne lui consacrons que cette note.

Disons toutefois que dans la chirurgie pure , il peut quelquefois rendre d'éminents services.

Et à côté de ce précieux instrument citons encore un type d'excitant général, l'hydrothérapie, basée aussi sur la théorie de la chaleur, invention toute moderne, mais qui a fait assez peu pour la chirurgie pour qu'il nous soit permis de l'oublier.

calorique, l'autre sur sa soustraction, et qui malgré la contra-diction apparente ont pour point de départ le même principe.

« Ces deux influences, écrit M. Trousseau [1], qui nous font éprouver des sensations si contraires et dont les effets sont si opposés, la chaleur et le froid, ne constituent pas deux agents distincts; car il ne faut reconnaître dans les impressions si inconciliables et si radicalement opposées qu'ils produisent sur nous autre chose que deux états opposés du système nerveux déterminés par l'accumulation ou la soustration excessive d'un seul et même agent, le calorique

» Voilà pourquoi, si un certain degré dans l'action de ce principe sur les corps organisés contitue le radical des stimulants, la privation de cette même influence constitue le radical des sédatifs. Le chaud, c'est-à-dire l'action sur l'organisme d'une température supérieure à la sienne, est une influence positive; le froid ou l'action d'une température inférieure à la sienne est une influence négative.

» Le calorique est l'élément essentiel et le signe de toutes les réactions salutaires, la condition nécessaire et la manifestation prochaine de tout phénomène vital.

» Le calorique soustrait ou le froid s'oppose aux manifestations de l'activité vitale, enchaîne et déprime les phénomènes de réaction de la manière la plus simple et la plus directe. »

Tel est le principe général.

Voyons le parti qu'ont su en tirer M. Jules Guyot, et plus récemment M. Robert de Latour. Partis du même point, mais suivant des voies diverses, ils arrivent au même but.

Pansements
par la chaleur. Frappé des observations des chirurgiens qui souvent ont remarqué que dans les pays chauds, les plaies guérissent d'une

___

1 Trousseau et Pidoux. *Thérapeutique et matière médicale*, Paris 1862. T. 1. Béchet.

manière beaucoup plus rapide que dans les pays froids et tempérés, observations corroborées d'ailleurs par les heureux résultats constatés chaque jour à la suite d'un usage prolongé des bains de vapeur, de sable, d'air chaud, etc., M. Jules Guyot imagina d'appliquer à la clinique chirurgicale un moyen réservé jusque-là aux maladies internes, et de développer autour des membres atteints de traumatismes une véritable incubation.

A la suite d'une série d'expériences continuées pendant plusieurs années, le savant chirurgien faisait paraître en 1835 dans un recueil scientifique[1] un mémoire sur l'influence thérapeutique de la chaleur atmosphérique ; ce travail ne devait précéder que de quelques années un traité spécial sur l'incubation[2] bientôt suivi d'un ouvrage plus important encore sur le même sujet[3].

Trousseau, Richet, Bérard, Robert devaient bientôt se faire les hérauts de cette méthode, et tout en signalant son importance lui donner le rang qu'elle méritait. Elle se résume d'ailleurs à entourer les parties blessées d'un appareil dans l'intérieur duquel il soit possible d'échauffer l'air et de l'élever à une température de 36° environ.

L'appareil à incubation se compose d'une boîte parallélipipédique de dimensions variables, suivant le membre qui doit y être renfermé. Le membre y est placé de manière que le poids du corps soit porté vers la boîte. Cette disposition utile pour la plupart des régions anatomiques, devient d'une nécessité absolue pour la cuisse, parce que le moignon étant très-court et ayant toujours de la tendance à se relever, le moindre glissement du malade vers la tête du lit ferait sortir le membre de l'appareil.

Celui-ci, construit en bois très-sec et très-vieux, a ses diverses

1. *Archives générales de médecine*, juillet 1835.

2. *Traité de l'incubation et de son influence thérapeutique*, Paris 1840.

3. *De l'emploi de la chaleur dans le traitement des plaies, etc.*, Paris 1842.

parties assemblées avec force pour éviter de *travailler* sous l'effort de la chaleur.

Les parois latérales sont de bois plein ; la paroi inférieure est double, c'est-à-dire formée de deux plans superposés ; c'est dans l'intervalle de ces deux plans ou planchers qu'arrive l'air chaud au moyen d'une ouverture ou cheminée placée sur une des parties latérales de la boîte. L'air chaud pénètre dans l'appareil par deux rainures pratiquées dans le plancher supérieur [1].

Au pourtour des deux extrémités de la boîte, sont cloués, mais d'une manière assez lâche pour ne pas mettre obstacle au tirage que nécessite la bonne marche de l'appareil, deux sarraux de toile de coton, ou de fil d'un tissu peu serré. Appliqués autour du membre malade, on les resserre à leur extrémité libre au moyen de fronces formées par un cordon parcourant circulairement une coulisse qui les borde tout autour. La paroi supérieure est fermée par une porte vitrée afin de permettre de voir sans ouvrir l'appareil, si les parties malades ont été dérangées. Cette porte doit s'ouvrir du côté de la cheminée. Sur un des côtés est pratiqué un trou garni d'une gouttière de cuivre, dans laquelle on place un thermomètre que l'on peut consulter à chaque instant en le retirant de la gouttière.

Entre les deux planchers de l'appareil et sur le côté est l'ouverture de la cheminée surmontée d'un crochet qui empêche les draps et les couvertures de recevoir trop de chaleur. L'appareil est échauffé à l'aide d'une petite lampe à esprit-de-vin.

Quels sont les résultats de son application ? M. Guyot lui-même va nous les faire connaître.

« Nous distinguerons d'abord son action locale et son action générale.

» Le premier effet local, le plus constamment produit par l'in-

---

1. L'appareil que nous décrivons ici fut le premier employé. Mais M. J. Guyot en fit construire de formes variables. Celui-ci peut se prêter à toutes les exigences.

cubation, est la disparition de la douleur, après un temps très-court de son application. Ulcères, plaies, amputations, inflammations, tumeurs blanches, rhumatismes, partout où la douleur existe, elle disparaît sous l'influence de l'incubation.

» Le second effet, celui qui s'est reproduit le plus grand nombre de fois après la disparition de la douleur, c'est la disparition de la rougeur. Que cette rougeur soit inflammatoire ou passive, elle ne tarde pas à disparaître dans la chaleur de 36°; jamais en aucun cas des applications de l'incubation soit aux plaies, soit aux surfaces saines, la rougeur ne s'est manifestée; jamais aucune trace d'inflammation n'est apparue; toute coloration érysipélateuse, toute teinte anormale de la peau s'est au contraire dissipée, ou subitement ou à peu près.

» Enfin la tuméfaction des parties malades a constamment diminué et le plus souvent disparu par l'incubation; mais ce qu'il y a de remarquable c'est qu'il en est de même et pour la tuméfaction active ou inflammatoire, et pour la tumeur passive ou par engorgement. Ainsi le phlegmon et l'érysipèle se résorbent par la chaleur comme l'œdème ou l'engorgement lymphatique. Il importe néanmoins de faire ici une remarque : si une tumeur inflammatoire aiguë n'est plus susceptible de résolution, parce que la suppuration est formée, l'incubation joue le rôle de résolutif pour toutes les parties environnantes du foyer, et celui de maturatif pour le foyer lui-même. Dans ce cas, la suppuration se circonscrit rapidement; une douleur vive en ce point se fait sentir malgré l'incubation, et l'abcès ne tarde pas à s'ouvrir spontanément, s'il est superficiel; s'il est profond c'est une indication pressante et positive de donner issue au pus, sans suspendre en aucune manière l'action de la chaleur, qui réparera promptement les désordres en donnant un secours énergique aux organes malades.

» Ces trois manières d'agir de l'incubation, sur la douleur, la rougeur, et la tumeur ensemble ou séparément, lui donnent des propriétés thérapeutiques fort différentes en apparence, et que dans le langage médical on désignerait par des noms tout-à-fait opposés.

» Ainsi, si nous considérons la température de 36° agissant sur un phlegmon naissant ou sur un érysipèle, nous affirmerons qu'elle est antiphlogistique au plus haut degré ; si nous la voyons agir sur un ulcère indolent ou sur un œdème, nous dirons qu'elle est excitante ou résolutive; si son action porte sur un abcès, nous serons convaincus qu'elle est maturative; si elle agit sur une douleur rhumatismale ou névralgique, nous dirons qu'elle est sédative et antispasmodique ; enfin nous la jugerons tonique au plus haut degré, si elle raffermit des chairs flétries, si elle redonne un ton naturel et vigoureux aux surfaces pâles et blafardes, et surtout si elle arrête les progrès de la gangrène et de la pourriture d'hôpital.

» En réalité, l'incubation remplit toutes ces conditions et ne mérite aucun des noms particuliers qui les désignent. Elle aide le principe organisateur à se débarrasser de tout ce qui lutte contre lui, et lui prêtant force et appui elle vient au secours de la nature en marchant dans ses voies.

» La même contradiction en apparence et la même harmonie en réalité se manifeste, si nous considérons l'action incubatrice sur l'organisme tout entier. Si, par suite d'une longue et épuisante maladie locale, le malade se dissout dans les suppurations sanieuses, dans les diarrhées colliquatives, s'il se consume dans la fièvre adynamique, l'incubation relève ses forces, calme le pouls, arrête le dévoiement, modère la suppuration. Si, par suite d'une inflammation locale violente, ou de la réaction d'une opération grave et douloureuse en plein état de santé, tous les signes d'une fièvre inflammatoire se manifestent, céphalalgie, rougeur de la face, pouls plein et rapide, etc., l'incubation calme le pouls, dissipe la fièvre, etc. Voilà donc tour-à-tour l'incubation tonique et antiphlogistique. Si l'organisation d'une femme est en proie à ces mouvements nerveux si tenaces et si douloureux qui caractérisent l'hystérie, la chaleur ramène le calme et la santé, elle est antispasmodique ; si dans la chlorose, elle ramène les règles et efface les pâles couleurs, elle est stimulante, etc.

» Dans son action générale comme dans son action locale, l'incubation prête un secours physiologique au principe de la vie : elle l'aide à rétablir l'équilibre et l'état normal dans les actions organiques et dans les fonctions ; elle n'est ni tonique, ni antiphlogistique, ni sédative, ni excitante, ni résolutive, ni stimulante ; elle est adjuvante et régulatrice, voilà tout. Elle a créé l'organisation par son secours prolongé jusqu'à ce que l'organisation pût se suffire à elle-même ; elle vient l'appuyer et la soutenir quand elle est ébranlée ; c'est un ami puissant qui nous a tiré du néant et qui nous aide encore quand nous venons à chanceler dans la voie de prospérité où il nous a placés. Qu'on ne se méprenne pas cependant sur la portée de ce secours ; il a ses limites ; je l'ai déjà dit et je le répète encore, l'incubation ne peut faire plus que l'organisation elle-même ne pourrait faire en pleine prospérité. Il est une foule d'affections où l'incubation serait impuissante. Que pourrait faire la chaleur dans les tubercules pulmonaires, le cancer, etc. etc. ?

» Dans les maladies même où l'incubation est évidemment favorable, il ne faut attendre d'elle que ce qu'elle peut donner, c'est-à-dire un secours, une condition favorable de plus, qui n'exclut aucun autre bon moyen sanctionné par l'expérience et suggéré par le tact et la sagacité du bon praticien. Une fracture comminutive aura toujours besoin d'un appareil contentif ; une large plaie aura toujours besoin de l'immobilité ; des chairs exubérantes auront toujours besoin d'être réprimées, etc. En un mot, la chaleur d'incubation aidera la nature, favorisera le chirurgien, mettra la partie malade et le patient dans les meilleures conditions possibles de guérison, mais elle ne suppléera ni aux actions mécaniques nécessaires , ni à certaines actions médicales , soit locales , soit générales, indispensables dans une foule de cas.

» L'incubation agit puissamment sur les ulcères et sur les plaies grandes ou petites ; mais il ne suffit pas toujours de mettre une plaie dans une température de 36° pour en obtenir la guérison. Si elle est assez peu étendue, ou assez peu grave pour ne pas entraîner la réaction générale, et pour n'avoir pas besoin de moyens contentifs particuliers , le fait seul de sa libre exposition à l'action directe et constante de l'incubation pourra suffire à sa cicatrisation , encore faudra-t-il enlever tous les deux ou trois jours les croûtes formées , soit avec une pince , en agissant adroitement de dehors en dedans de la plaie pour ne pas déchirer la cicatrice , soit par l'application d'un cataplasme ; souvent il sera nécessaire de toucher avec le nitrate d'argent pour stimuler la cicatrisation.

» Aussitôt qu'une plaie est placée dans la chaleur d'incubation , elle prend un aspect vermeil , une apparence de vigueur et d'activité , quel que soit son état antérieur de flaccidité et d'inertie. Dans les plaies fraîches ou anciennes il se forme un dégorgement abondant de sérosité sanguinolente, de sérosité purulente ou de pus, pendant les premiers jours de l'action calorifique. Ce dégorgement , variable en quantité , en nature et en durée, suivant l'organisation , se tarit plus ou moins vite et arrive en général bientôt à l'état de pus très-épais et très-coagulable ; alors il se transforme en croûtes qu'il faut détacher tous les deux ou trois jours , parce que le pus renfermé sous elles , creuse la plaie et détruit la cicatrice.

» Toutes les fois qu'une plaie en pleine suppuration est soumise à l'influence de la chaleur normale, bien que cette suppuration soit de mauvaise nature, bien qu'elle soit hors de proportion avec l'étendue de la plaie, elle est promptement ramenée aux bonnes conditions dont je viens de parler.

» Je n'ai point remarqué qu'il fût possible, dans les plaies humaines, d'assigner un avantage de temps précis pour la cicatrisation. Cet avantage existe incontestablement, mais c'est sa mesure exacte qu'il me paraît impossible de fixer, et cela se conçoit : la cicatrisation tient à l'activité organique de chaque individu et même de chaque tissu ; c'est une opération qui demande un temps variable, mais nécessaire, et si la chaleur de 36° met la plaie dans la meilleure condition pour que l'organisation en opère la cicatrice, l'organisation n'en reste pas moins le principal agent. L'emploi de la chaleur ne peut faire gagner en temps que ce que les pièces d'appareil, le cérat, la charpie peuvent faire perdre en irritant la plaie ; elle y ajoute encore ce que peut faire gagner l'absence de pansements douloureux et dilacérants, répétés tous les jours, ainsi que les alternatives de température auxquelles ils exposent les plaies. Enfin en redonnant aux tissus intérieurs devenus extérieurs la chaleur naturelle qui leur manque, soit par leur position superficielle, soit par l'altération de leur circulation capillaire, l'incubation abrége encore le temps de la cicatrisation d'une certaine quantité ; mais ce compte fait, il restera encore un temps plus ou moins long nécessaire à la formation d'une cicatrice.

» Lorsqu'on applique l'incubation aux phlegmons, aux érysipèles phlegmoneux, aux plaies dont la source est profonde avec des orifices étroits, et que la dessiccation du pus obstrue ces orifices et force le pus à séjourner et à former pour ainsi dire des abcès par congestion, il faut de temps en temps, et même constamment, appliquer des cataplasmes pour éviter ce grave inconvénient.

» Le bon effet de l'incubation, sur l'état général, dans les affections inflammatoires locales, peut être secondé pendant toute la période d'acuité par les laxatifs salins. Aussitôt que la fièvre est tombée l'alimentation doit commencer.

» Lorsqu'on applique l'incubation à une tumeur blanche dans laquelle la suppuration n'est point encore formée, pendant les premiers quinze ou vingt jours , il faut se borner à entretenir bien régulièrement les 36° de chaleur ; mais si , plus tard , le progrès s'arrête , il faut appliquer des vésicatoires volants ; dans l'appareil même , puis placer un appareil inamovible , et continuer l'action de l'incubation sans interruption pendant cinquante ou soixante jours; après quoi, le malade pourra marcher pendant le jour, et remettre l'articulation malade dans la chaleur pendant la nuit.

» Si j'avais affaire à une tumeur blanche avec suppuration, je n'hésiterais pas, après avoir placé l'articulation dans l'incubation pendant quatre à cinq jours, à donner au pus une issue par l'application de la potasse caustique; le foyer se viderait, se tarirait; je placerais le membre dans un appareil inamovible, et j'oserais espérer une prompte et solide ankylose.

» Enfin, si j'avais affaire à une tumeur blanche désespérée, je la placerais dans l'appareil pour rassurer l'organisme, en enlevant la douleur, je donnerais issue au pus pour suspendre la résorption, je ferais agir concurremment les purgatifs salins, puis je donnerais une bonne alimentation, si les symptômes généraux s'amendaient, et je ne pratiquerais l'amputation qu'après m'être ainsi parfaitement assuré que le malade n'est point frappé à mort, ce qui rendrait une opération cruelle tout-à-fait inutile.

» Je procèderais certainement ainsi dans toutes les affections des membres qui compromettent la vie du malade par de longues souffrances, par des suppurations abondantes , ou par la violence des symptômes qui suivent les désorganisations subites et profondes, comme celles produites par les écrasements, et je sauverais, j'en ai la conviction, bien des malades d'une mort certaine, ou du moins j'apprendrais qu'une opération qui les aurait douloureusement agités à leurs derniers moments n'aurait pu les sauver.

» Pour les œdèmes, les infiltrations, les affections de la peau, je n'ai point d'indication particulière à donner. L'application

exacte et constante des 36°, l'emploi des cataplasmes et de tous
les topiques que l'expérience a signalés comme convenables et
efficaces, concurremment avec l'emploi de la chaleur, les pommades, les liniments, l'iode, le mercure, l'arsenic, le soufre,
etc.. en un mot tous les moyens usités dans les différentes maladies cutanées, loin d'être contre-indiqués, ne peuvent que
recevoir une activité nouvelle de l'incubation, et lui prêter en
même temps un appui, qui, souvent peut-être, sera indispensable. J'insisterai davantage sur l'application de l'incubation
aux amputations, parceque cette application nous est plus
connue, et qu'elle demande des précautions et des soins tout
particuliers.

» Et d'abord je m'empresse de déclarer que si les plaies d'amputation guérissent mieux par l'incubation que par les autres
procédés de pansement, ce qui est incontestable, du moins elles
ne guérissent pas autrement; c'est-à-dire qu'elles se dégorgent,
qu'elles suppurent et qu'elles se cicatrisent avec le temps. Les
unes se réunissent presque immédiatement, les autres ne se
réunissent qu'à la longue. Dans la plupart, dégorgement séro-
sanguinolent et fort abondant, et, chose remarquable, plus il
est abondant, plus les chances de succès sont grandes; dans un
petit nombre il y a peu de suintement. Dans quelques cas, la
suppuration louable commence vers le deuxième ou le troisième jour; dans quelques autres, la place reste grisâtre ou
sans activité, pendant sept ou huit jours, ce qui ne l'empêche
pas d'arriver à bien. Nous avons observé sans pouvoir en tirer
aucun pronostic fâcheux ou favorable, que la suppuration était
parfois odorante; et que parfois elle n'avait aucune odeur.
Nous avons vu des plaques brunes se former sur les moignons
et les faire ressembler à des jambons; leur guérison s'est parfaitement opérée. Aucune de ces remarques ne peut autoriser,
en aucune circonstance, la suspension de l'incubation, car
cette suspension, dans un moment où la position du malade n'a

pas cessé d'être grave , sera toujours funeste.   .   .   .   .   .

» Il me reste maintenant à tracer une voie d'applications nouvelles, en prenant pour base les faits actuellement accomplis et en procédant par analogie d'après les propriétés physiologiques et thérapeutiques actuellement reconnues à l'incubation, et d'après les caractères également bien connus des maladies auxquelles on pourrait l'appliquer.

» Puisque l'expérience nous a démontré que l'incubation faisait disparaître la douleur, la rougeur et la tumeur soit actives, soit passives, ensemble ou séparément, toutes les fois que nous trouverons un ou deux de ces signes, ou les trois caractères réunis dans une affection locale externe, nous n'hésiterons pas à appliquer l'incubation ; nous n'hésiterons pas davantage si cet état est compliqué de plaies, d'ulcères, de fistules, de clapiers, de décollements, de plaques ou de lambeaux gangréneux, de pourriture d'hôpital, de suppurations abondantes, d'épanchements séreux ou sanguins ; au contraire plus il y aura de ces symptômes réunis, plus l'indication d'appliquer l'incubation sera pressante. Que les plaies soient produites par inflammation, par incision, par contusion ou par écrasement, peu importe, appliquons hardiment l'incubation et nous aurons lieu de nous en féliciter.

» Je n'ose en dire autant des brûlures ; je me rappelle qu'à l'Hôtel-Dieu j'avais appliqué, pendant trois jours, l'incubation à une vaste brûlure de la jambe ; si mes souvenirs me servent bien, la chaleur augmenta la suppuration et les douleurs, et c'est ce qui m'engagea à enlever promptement l'appareil incubateur. Depuis ce temps (je parle de 1834), je me suis toujours abstenu d'appliquer la chaleur aux brûlures. J'ai peut-être eu tort de conclure si vite, d'autant que, dans des cas peu graves de brûlure on peut refaire cette expérience.

» Quoi qu'il en soit, dans toutes les inflammations aiguës ou chroniques de la peau, circonscrites à un ou deux membres, ou à une surface peu étendue du tronc ou de la tête, nous appliquerons l'incubation, si d'autres moyens n'agissent pas plus simplement, plus promptement et plus sûrement qu'elle.

» Nous l'appliquerons dans toutes les inflammations du derme, la pustule maligne, le charbon, l'anthrax; soit avant, soit après avoir pratiqué les débridements souvent indispensables à cause de la rapidité du développement des symptômes; nous l'appliquerons aussi dans la gangrène sénile.

» Nous l'appliquerons dans toutes les inflammations du tissu cellulaire sous-cutané et intermusculaire, dans tous les phlegmons superficiels et dans les phlegmons profonds des membres seulement. Nous l'appliquerons aux phlegmons des mamelles, à l'angioleucite, à la phlébite; dans les engorgements froids et les affections des lymphatiques; dans les bubons, dans les orchites, dans les uréthrites, dans les inflammations de la vulve et du vagin, bien entendu comme un aide efficace, et nullement comme moyen exclusif.

» L'incubation est un moyen thérapeutique que je dépose avec confiance entre les mains de mes confrères; et quoiqu'il reste encore bien des expériences à faire, bien des particularités à observer pour déterminer tout ce qu'on peut en attendre et ce qu'on en doit seulement espérer, le peu que nous avons fait jusqu'ici suffit pour démontrer qu'il fera souvent du bien, et jamais de mal [1]. »

Ces longues citations, nécessaires pour faire connaître l'esprit de la méthode de M. Guyot, seraient encore incomplètes, si je n'ajoutais pas les détails statistiques suivants : L'auteur publie dans son mémoire cinquante-huit observations de plaies, de tumeurs blanches, de rhumatismes, de fractures, etc., traitées par l'appareil à incubation, avec des résultats divers. Sur trente-deux cas d'amputation, M. Guyot en élimine huit, soit parce que

1. S. J. Guyot. *Loc. cital.*

l'appareil fut mal appliqué, soit parce qu'il le fut pendant un temps fort court. Des vingt-quatre qui restent, il y eut treize amputations de cuisse, huit de jambe, une d'avant-bras, une du gros orteil, une du doigt annulaire. Parmi les treize amputés de la cuisse on trouve huit guérisons. Les cinq sujets qui succombèrent retirèrent même des avantages incontestables, pour quelques-uns du moins, de l'emploi de l'appareil. Ainsi l'un ne mourut que le quarante-cinquième jour ; et, dit l'auteur, on pouvait manier et saisir le moignon comme un membre sain. Un second malade était atteint en même temps d'une carie au sacrum, et il mourut d'un excès de régime, au moment où la cicatrisation était presque achevée. Sur les huit amputés de jambe, cinq guérisons ; les trois amputations d'avant-bras, d'un doigt et d'un orteil guérirent. En présence d'un aussi beau résultat, seize guérisons sur vingt-quatre, soit deux sur trois, n'y a-t-il pas lieu de s'étonner que l'appareil de M. Guyot, accueilli d'abord avec une grande faveur, ait été presque entièrement abandonné ? L'expérience clinique, nous raconte M. Richet [1] a confirmé entre les mains de Robert, tout le parti qu'on pourrait tirer de cette méthode.

S'il est vrai que de nouvelles expérimentations soient encore nécessaires, pour en déterminer le degré d'utilité, que ne les fait-on ?

Des enduits imperméables contre l'inflammation A côté de cet exposé rapide des pansements par la chaleur, il serait peut-être curieux de jeter un coup d'œil sur l'emploi des réfrigérants dans les traumatismes. Mais ceux-ci en grande partie bornés à l'emploi de l'eau froide, « le premier des re-

---

1. *De l'emploi du froid et de la chaleur dans le traitement des affections chirurgicales.* Thèse pour l'agrégation. Paris 1847.

mèdes, dit Percy[1], que l'instinct et la nature offrirent à l'homme blessé, » et de la glace, seraient ici déplacés.

Si Josse, d'Amiens[2], Auguste Bérard[3], Baudens[4], Gerdy[5], Breschet, Rognetta, etc. etc. lui ont consacré dans ce siècle de nombreuses pages, il est vrai de dire qu'ils n'ont fait que reconnaître la supériorité des irrigations froides continues sur les simples fomentations renouvelées par intervalles ; en un mot ils n'ont fait que donner des règles à une méthode connue depuis des siècles.

Il n'en est pas de même de la méthode d'appliquer le froid dont fait usage M. Robert de Latour, de Paris.

L'idée-mère de sa doctrine est que chacun des éléments de la vie est à la fois un élément de maladie. « Il suffirait, disait naguère l'auteur au congrès médico-chirurgical de Rouen [6], il suffirait pour s'élever à cette importante notion, de tenir compte de l'action qu'exerce le calorique sur la progression des liquides dans les tubes d'étroits calibres ; car le fait accompli dans le monde physique, le monde organisé nous en fournit l'exacte représentation. En vertu de la chaleur animale, le sang chemine dans les plus petits tubes circulatoires. La fonction calorisatrice prend sa place à côté de la circulation du sang, comme force dynamique de la progression du fluide dans le réseau capillaire ; il en résulte que la chaleur venant à augmenter, l'équilibre se trouve rompu ; les vaisseaux sanguins se distendent de plus en plus sous l'influence des nouvelles colonnes sanguines ; ces vaisseaux se dilatent outre mesure, ou se rompent et laissent échapper le

---

1. *Dictionnaire des sciences médicales*, t. X.

2. *Mélanges de chirurgie pratique*, 1835.

3. *Archives générales de médecine*, 1835.

4. *Gazette des hôpitaux*, 1819, N° 9.

5. *Gazette hebdomadaire*, 1830.

6. *Congrès médico-chirurgical de Rouen*, p. 54 et suiv. Paris 1863. J.-B. Baillière

contenu dans la trame des tissus. C'est là l'inflammation à tous ses degrés depuis l'injection jusqu'à la gangrène.

» Ainsi donc l'exagérationlocale de la température organique est le caractère essentiel de l'inflammation. »

De là une indication thérapeutique : attaquer la fonction colorisatrice dans les parties mêmes où s'est révélé le surcroît d'énergie ; mais les réfrigérants ordinaires sont d'un usage incommode et ne provoquent pas d'ailleurs un degré de température uniforme; l'auteur leur préfère un moyen plus simple qui repose sur une curieuse expérience de Fourcault. Ce savant ayant eu l'idée de recouvrir le corps d'un animal de résine, s'aperçut bientôt que cet agent, grâce à son imperméabilité, enchaînait la production du calorique ; l'animal mourait de froid dans l'espace de quatre à six heures ; l'épreuve, tentée d'abord sur un rat, le fut depuis sur des animaux plus gros, et à l'aide de substances imperméables diverses; elle démontrait chaque fois d'une manière évidente que l'action de l'air sur la peau est une des conditions essentielles de la calorification.

Le problème était résolu ; mais il fallait trouver une substance, un topique empêchant exactement le contact de l'air, inoffensif pour la peau humaine, facile enfin à appliquer. Jusqu'ici le corps préféré a été le collodion, et les résultats espérés ne se sont pas fait attendre. Le collodion est déjà d'un usage général [1]. On sait l'usage qu'on en fait dans le traitement

---

1. Puisque nous avons nommé le collodion, faisons en peu de mots son histoire, qui devroit trouver sa place dans la troisième partie de ce mémoire.

Le collodion, découvert par John Parker, Meynard et Bigelow, appliqué en 1847 à la chirurgie par ce dernier, est le résultat de l'action exercée sur le coton cardé sec par un mélange de trois volumes d'acide azotique à 1,50 de densité avec cinq volumes d'acide sulfurique à 66° ; il suffît de faire dissoudre une partie de cette préparation, qui n'est autre que le fulmi-coton, dans une partie d'alcool à 85°, et seize parties d'éther à 56° pour obtenir le collodion.

Le collodion laisse sur la peau une couche imperméable qui, en séchant, empêche le contact de l'air, et laisse voir les parties qu'il recouvre; on l'emploie seul ou on en enduit des bandelettes dont la puissance agglutinative est si puissante qu'en les appliquant sur la main on peut leur faire supporter un poids de dix kilogrammes environ.

abortif de la variole ; nous l'avons vu employé avec succès dans le rhumatisme aigu , et l'expérience de tous les jours nous montre son efficacité dans le traitement des brûlures du premier , second et parfois troisième degré.

Mais M. Robert de Latour étend son action plus loin encore , et il n'est peut-être pas une affection inflammatoire du domaine médical ou chirurgical contre laquelle il n'ait essayé sa méthode. Les érysipèles traumatiques aussi bien que les autres , les furoncles , les anthrax surtout sont arrêtés au milieu de leur développement. M. Marchal de Calvi [1] rapporte qu'il est parvenu par ce moyen à guérir quinze anthrax.

L'auteur lui-même a pu expérimenter sur sa propre personne l'efficacité de sa thérapeutique. Piqué à la face palmaire du doigt indicateur par une guêpe , il vit le lendemain survenir les douleurs, la rougeur , la tuméfaction autour de la petite plaie ; une couche de collodion arrête les progrès du mal ; mais « ayant voulu à plusieurs reprises détacher cet enduit , chaque fois les mêmes accidents inflammatoires se reproduisirent de nouveau ; chaque fois aussi le même remède enrayait les progrès du mal. »

C'est encore la même méthode , c'est encore le même agent que nous voyons mis en usage pour les plaies contuses ou autres par Jobert , pour les ulcères par Guersant , pour le varicocèle

---

Cette substance exerce parfois une compression pénible ; elle tire de la circonférence au centre et fronce désagréablement la peau, déjà douloureuse, sur laquelle on l'étend. « Lorsqu'on l'applique sur des surfaces ulcérées , sur des plaies, il a aussi l'inconvénient de causer une vive cuisson due sans doute à l'éther qui entre dans sa composition. On a cherché à parer au premier de ces inconvénients, nous voulons dire à l'excès de rétraction et de froncement, en combinant aux éléments du collodion des substances résineuses ou des huiles qui le rendent plus flexible ou plus élastique. On ne saurait le nier, ces modifications ingénieuses ont remédié en partie au raccornissement et à l'inextensibilité excessifs du collodion pur. » (Trousseau).

L'usage qu'on en fait habituellement l'a fait classer par la plupart des auteurs dans la classe des médicaments sédatifs et contro-stimulants. Il vaut mieux avec Réveil le classer parmi les agglutinatifs ; car s'il exerce une action sédative, c'est uniquement à cause de son imperméabilité , sa prompte dessiccation ne lui permettant pas d'agir autrement.

1. Congrès de Rouen. *Loc. cit.*

par Durand, pour les kératites par Larrey et Pétrequin, pour les orchites par Bonnafond, etc., etc.

L'emploi des enduits imperméables contre l'inflammation est-il appelé à produire une grande influence sur la chirurgie? nous ne le pensons pas. Mais nous croyons que l'on serait injuste envers M. Robert de Latour si l'on ne reconnaissait que sa méthode, dans un grand nombre d'affections chirurgicales devient un précieux remède. Nous n'en voulons pour garant que la parole éloquente de M. Trousseau qui, condamnant hautement cette méthode pour les maladies internes, la soutient du poids de son autorité pour les maladies chirurgicales [1].

Si nous ne traitions ici une question éminemment pratique, nous pourrions discuter avec cet auteur la valeur des théories de M. de Latour.

Il nous suffit de constater ce fait que l'abri du contact de l'air amène à la fois l'abaissement de la température et la diminution de la douleur, que le collodion par son imperméabilité remplit les conditions désirées ; qu'il devient à la fois sédatif et antiphlogistique : cela nous suffit pour reconnaître le valeur de la méthode [2].

Pansements par occlusion. Des enduits imperméables aux pansements par occlusion, il n'y a qu'un pas ; nous le faisons. Les pansements par occlusion reposent en effet sur le même principe, celui qui a présidé à l'emploi de la méthode sous-cutanée et qui trouve chaque jour sa place en chirurgie. « Que la soustraction d'une partie enflammée au contact de l'air atmosphérique abrége et atténue les accidents inflammatoires, borne le mal, le simplifie et puisse

---

1. Trousseau et Pidoux. *Thérapeutique et matière médicale*, 1862, Béchet jeune.

2. Nous devons dire cependant que le collodion agit aussi par la compression et l'on sait que Velpeau, Ricord, etc.. soutiennent que cet enduit n'a guéri les orchites que par la compression et jamais par le froid. — Qui a raison ? M. Robert de Latour, malgré sa science incontestable, ne s'appelle pas Velpeau.

empêcher ses suites, comme la suppuration, etc..., c'est un fait que la chirurgie a mis depuis longtemps hors de doute, au moins pour les inflammations traumatiques [1]. »

Et nous venons d'en voir les utiles applications. Puisqu'il n'est pas encore démontré que les bienfaits de cette méthode reposent uniquement sur la soustraction de l'action septique de l'air, admettons pour un instant sans discussion la théorie de M. Robert de Latour; elle nous permettra en appliquant la méthode des pansements par occlusion *d'après son principe*, de traiter ici une question qu'il eût fallu morceler pour l'agiter plus loin à propos des produits chimiques qui aident à son application.

Nous en emprunterons les points principaux au travail publié par M. Trastour, médecin de l'Hôtel-Dieu de Nantes [2].

Les pansements par occlusion sont mis en usage pour toute sorte de plaies; mais celles où il semble que cette méthode ait eu les plus heureux résultats sont précisément des traumatismes que les chirurgiens rangent parmi les plus graves, les fractures compliquées de plaies qui nécessitaient si souvent naguère une amputation immédiate.

Un traumatisme de ce genre étant donné, on construit sur la partie blessée une cuirasse avec des bandelettes de sparadrap croisées, et se recouvrant par imbrication. Elle requiert pour donner un bon résultat quatre conditions essentielles : 1° que les bandelettes soient croisées pour assurer la solidité de la cuirasse; 2° qu'elles soient imbriquées; 3° qu'elles ne soient jamais appliquées circulairement sous peine d'amener l'étranglement; 4° les cuirasses qu'elles forment doivent dépasser les limites de la lésion.

Tel est ce qui constitue le pansement interne, le pansement à demeure, le véritable pansement par occlusion. On applique

<hr>

1. Trousseau et Pidoux. *Loc. cit.*
2 *Archives générales de médecine*, 1852.

au-dessus un linge fenêtré enduit de cérat, puis de la charpie, des compresses, etc. S'il y a fracture on ajoute un appareil contentif approprié.

Mais chaque traumatisme réclame quelques indications particulières, et la méthode que nous décrirons ici nécessite elle-même plusieurs règles importantes.

Il est nécessaire d'abord de prévenir les effets de la rétention du pus, et les adversaires des pansements par occlusion ne manquent pas de s'appuyer sur ce fait pour attaquer le moyen. Le vulgaire dirait que « l'on enferme le loup dans la bergerie. » L'expérience a prouvé que l'emploi d'un linge enduit de cérat suffisait pour maintenir la cuirasse constamment molle et souple, de manière à permettre au pus de s'insinuer entre les bandelettes ou au pourtour de la cuirasse, sans que pour cela le contact de l'air soit assez constant pour y causer des accidents.

Quant à l'inflammation traumatique, comment la combat-on ? — Hâtons-nous de dire d'abord que la présence même de la cuirasse étant un puissant antiphlogistique, la suppuration diminue, l'inflammation cède, et le chirurgien a rarement l'occasion de redouter les accidents que l'on peut rencontrer ailleurs.

Ainsi l'étranglement inflammatoire, qui semble imminent, n'est pas à craindre ici, en raison des précautions que l'on apporte dans l'exécution de l'appareil, et de la facilité de lever l'appareil, si l'on constatait de la gêne. Ces mêmes circonstances jointes à l'écoulement constant du pus préviennent presque toujours les fusées purulentes et les abcès. Quant aux érysipèles on assure qu'on n'en a jamais observé un seul qu'on pût rapporter à l'application des cuirasses. D'ailleurs le praticien peut employer des moyens adjuvants, qui parfois lui seront d'une grande utilité. Ces moyens sont : les applications de sangsues, non sur les ganglions lymphatiques, mais sur le trajet des aboutissants lymphatiques de la partie blessée. — L'application à travers la cuirasse des mélanges réfrigérants. — Enfin l'élévation du membre blessé ne devra jamais être négligée.

La question la plus importante selon nous est celle du renou vellement du pansement. Celui-ci doit rester en place huit à dix jours. Les souffrances du malade ou la souillure de l'appareil par le pus ne sont pas des motifs suffisants pour lever la cuirasse ; il suffit en pareil cas de changer les pièces extérieures de pansement, et d'explorer attentivement au travers. Si cette exploration fait craindre un accident, on l'enlève, si on ne constate rien, on lave avec un liquide légèrement aromatisé avec du jus de citron, de l'eau-de-vie camphrée, etc. pour prévenir la fétidité du pus qui, il faut le dire, se corrompt avec une extrême facilité au contact de l'air.

Enfin au bout du temps fixé, on glisse avec précaution une sonde cannelée au-dessous de la cuirasse du sparadrap, et l'on divise avec des ciseaux. La plaie lavée et légèrement cautérisée avec une solution d'azotate d'argent, ou avec le crayon, on reconstruit un appareil nouveau. Avons-nous besoin de dire qu'une exploration quotidienne et une surveillance de tous les instants sont obligatoires pour réussir ?

La méthode dont nous venons de résumer les principales règles est d'une haute importance thérapeutique, et les chirurgiens qui l'ont employée vantent bien haut ses heureux résultats. Laissons parler à ce sujet un homme, dont l'autorité est grande en pareille matière, M. Chassaignac.

« Le pansement par occlusion, dit-il [1], nous fournit un moyen de différer l'amputation des membres atteints de fractures compliquées. Il y a deux avantages à rester dans l'expectative : 1° on évite quelquefois des amputations qui semblaient indispensables ; 2° on acquiert infiniment plus de chances de succès.

» On sait combien sont rares les terminaisons heureuses des amputations primitives pour cause traumatique, surtout s'il s'agit du membre inférieur ; on sait au contraire que l'amputation pour

---

1. *Traité de la suppuration et du drainage chirurgical*, t. 1, Paris 1859. V. Masson.

une maladie organique chronique est bien plus souvent suivie de succès. Eh bien ! l'amputation dans la deuxième période du traumatisme nous paraît plus favorable, par cela seul qu'elle se rapproche des conditions de l'amputation pour maladie chronique, et le moyen d'arriver sans danger à cette amputation secondaire nous est fourni par le pansement par occlusion.

» Grâce à ce mode de pansement, nous avons encore adopté comme règle de conduite de ne jamais faire d'amputation de doigts, quelque déplorable que soit l'état de ces appendices par suite de violences traumatiques. Nous devons à cette pratique de conserver des doigts qui eussent été sacrifiés inutilement, et en laissant à la nature le soin de séparer le mort du vif, d'obtenir des moignons plus longs que ceux qu'une opération régulière eût pu laisser.

» Il y a avantage même à ne pas détacher de suite les bouts de doigts et de phalanges qui ne tiennent que par de minces lambeaux. En effet, par cette séparation immédiate, on peut se donner l'embarras d'une petite hémorrhagie et exposer le malade à des douleurs inutiles ; le doigt devant peut-être plus tard être détaché plus haut, soit par l'instrument du chirurgien, soit par le travail de la nature elle-même. »

À ce panégyrique d'une précieuse méthode sur laquelle repose en partie la chirurgie conservatrice, que pourrions-nous ajouter de plus ?

Cautérisation par le gaz. La classe des escharotiques est peut-être celle qui doit le plus aux progrès récents de la physique et de la chimie, et nous retrouverons souvent dans le cours de ce travail de précieuses applications de l'une et de l'autre science à la cautérisation ; qu'il nous suffise de rappeler ici la galvano-causticité, et le chlorure de zinc, dont nous aurons à parler plus loin.

Le gaz d'éclairage, mélange à proportions variables d'hydrogène, d'hydrogène protocarboné, bicarboné et de quelques autres hydrocarbures très-volatifs, était employé depuis longtemps dans les laboratoires de chimie, surtout pour obtenir une température très-élevée; l'industrie même avait vulgarisé cette méthode de chauffage lorsque, en 1857, M. Masson, professeur de physique au lycée Louis-le-Grand eut la première idée d'appliquer la découverte de Philippe Lebon à la cautérisation. Réduite à sa plus simple expression, cette méthode consistait à chauffer un morceau de fer à rouge, et à le maintenir à cette température au moyen d'un jet de gaz enflammé.

L'appareil construit par M. Mathieu fut présenté à M. Guérard, alors médecin de l'Hôtel-Dieu de Paris; il fit bientôt substituer au gaz la vapeur d'éther accompagnée d'un courant d'air atmosphérique.

Témoin de ces essais, M. Nélaton les encourageait dès cette même année, de l'influence de son nom et de sa parole, et, grâce à lui, l'appareil de cautérisation par le gaz d'éclairage, expérimenté dans son service, fut présenté à l'académie de médecine et reçut son approbation.

La cautérisation par le gaz d'éclairage devait avoir le sort de la plupart des choses humaines; portée d'abord jusques aux nues, elle fut bientôt abandonnée.

Mais : « multa renascentur quæ jam cecidere, » et si nous en croyons M. Réveil[1] et M. Mathieu[2], le savant professeur de clinique aurait, depuis six mois, repris sa première idée, et, à la suite de nombreuses expériences, aurait enfin reconnu l'utilité de cette méthode. « Un ballon de caoutchouc est rempli de gaz à éclairage, gaz que l'on prend sur un bec ordinaire. Un tube de communication muni d'un robinet est en rapport avec un instrument terminé par un petit orifice par lequel s'échappe le

1. *Formulaire raisonné des médicaments nouveaux*, Paris 1864, J.-B. Baillère.

2. *Congrès médico-chirurgical de Rouen*, 1863, p. 249 et suiv.

gâz. Un cylindre en toile métallique entoure la flamme de manière à concentrer le calorique et à empêcher le rayonnement de la chaleur. Une compression exercée sur le ballon augmente ou diminue l'intensité de la flamme ; on peut également atteindre le même but en tournant la clef du robinet. »

La facilité d'obtenir une température soutenue et de pouvoir la graduer à volonté, l'intensité de la chaleur étant proportionnelle à celle de la flamme, la possibilité, grâce à la toile métallique, d'isoler complètement ou de limiter l'action de la flamme, font du cautère à gaz un instrument précieux, et nous savons que M. Nélaton s'en sert avec avantage surtout pour les affections du col de l'utérus. Cependant c'est une découverte encore trop récente pour que nous osions nous prononcer sur l'instrument et sur la méthode.

II.

ÉLECTRICITÉ.

De l'électrothérapie chirurgicale.

L'application de l'électricité à la thérapeutique n'est pas très-récente. Qui n'a vu chez les marchands d'estampes ces vieilles gravures sur bois où l'on voit l'abbé Nollet étudiant avec ardeur l'action de la bouteille de Leyde sur les gardes-françaises casernés à Versailles ? Et l'on sait qu'avant Nollet, dès la première moitié du dix-huitième siècle, plusieurs savants avaient déjà longuement traité cette question et conclu de l'homme sain à l'homme malade.

C'est Jalabert[1], médecin de Genève, qui étudie ses effets sur l'organisme, et l'applique à la guérison de la paralysie; cet agent, qu'il regarde d'ailleurs comme très-dangereux, produit selon lui l'accélération du pouls, l'augmentation de la chaleur du corps, et provoque le retour du sang menstruel.

Lindhulf, médecin suédois, et de Haen, encouragés sans doute par quelques succès rapportés dans le mémoire de Jalabert essaient eux-mêmes sa méthode, mais moins heureux que lui renoncent à un moyen toujours resté infidèle entre leurs mains.

C'est l'abbé Sans[2], qui rapporte huit cas de guérison de paralysie et s'étonne des insuccès de Morand, de Delassonne, de Mambray, de Nebel, etc.

Et cependant la société royale de médecine s'émeut et crée une commission pour examiner la question; dès-lors les expériences s'instituent, les écrits se multiplient, les uns pour acclamer la nouvelle invention, les autres pour l'accabler déjà du poids de leurs préventions. Un seul auteur, celui-là même qui dirige la commission, Mauduyt[3], semble rester étranger aux influences qui agitent ses collègues, et le rapport qu'il adresse à la société repose sur quatre-vingt-deux observations rédigées avec l'exactitude et la précision que l'on retrouve dans tous ses travaux; il regarde d'ailleurs l'électricité comme favorable dans les paralysies, et généralement « toutes les fois qu'il convient de fluidifier les liquides et de donner du ton aux solides. »

Deux années après (1780), deux nouveaux mémoires plutôt hypothétiques que pratiques sont imprimés l'un à Paris, l'autre à Toulouse; dans le premier[4] l'abbé Bertholon vante avec ardeur l'électricité contre toutes les maladies, et les affections cutanées en particulier, parce qu'elles ont « leurs causes pre-

1. *Expériences sur l'électricité*, Paris 1740.
2. *Guérison de la paralysie par l'électricité*, 1772.
3. *Mémoires de l'Académie de médecine*, 1777 et 1778.
4. *De l'électricité du corps humain dans l'état de santé et de maladie*, Paris 1780.

mières dans une diminution du fluide électrique contenu ;normalement dans l'organisme. » Plus modeste en ses théories, plus consciencieux en ses observations, l'auteur du second mémoire, Mazars de Cazelles, résume les résultats obtenus par les savants qui l'ont précédé [1], et y joint le récit détaillé des ses insuccès et de ses succès. Citons encore le travail publié en 1782 par Duboueix de Clisson, dans le journal de médecine de Vandermonde (t. LVIII), et celui de Poma et Amand de Nancy, publié en 1787 dans le même recueil scientifique.

Cavrallo [2], Sigaud de la Fond [3], Pascalis [4], etc., etc., consacrent à cette découverte, qui, pour eux, n'est déjà plus nouvelle, leurs veilles et leurs travaux ; nous n'en parlerons pas. Depuis Jalabert jusqu'à Pascalis, (de 1740 à 1819) l'électrothérapie ne fait pas de progrès réels ; ils emploient tour-à-tour le bain électrique, l'électrisation par pointes, l'électrisation par étincelles, les commotions électriques. Ces tâtonnements, qui ont toujours pour objet l'électricité statique, l'électricité développée par le frottement, et qui jamais ne sont utilisés en faveur de la thérapeutique chirurgicale, ne devaient avoir leur place ici que comme question historique.

Mais déjà Galvani et Volta avaient commencé cette célèbre discussion qui devait jeter une lumière nouvelle sur la découverte fondamentale due à l'un des antagonistes, le professeur d'anatomie de Bologne : l'électricité de contact, le galvanisme était créé, et avant même la création de la pile voltaïque, la médecine, utilisant l'expérience de Galvani appliquait sur les parties malades quelquefois dénudées, des plaques métalliques de métaux différents réunis par un arc conducteur. De Humboldt [5],

---

1. *Mémoire sur l'électricité médicale*, Toulouse 1780.

2. *Traité complet d'électricité*, 1785.

3. *De l'électricité médicale*, 1802.

4. *Mémoire sur l'électricité médicale, renfermant le traitement qui peut assurer le succès de son application*, 1819.

5. *Expérience sur le galvanisme*, 1799.

observe son action sur le système nerveux et sensitif ; il constate sous l'influence du courant galvanique l'augmentation de la
secrétion des plaies. Bichat, l'ingénieux Bichat, commence des
expériences sur les cadavres. Jannoti électrisant les cigales
mortes reproduit leur chant.

Mais le XVIIIᵉ siècle ne verra que des essais infructueux; déjà
l'électricité médicale semble abandonnée ; l'électricité dynamique aussi bien que l'électricité statique languissent dans une
indifférence, amenée peut-être par l'enthousiasme d'un autre
temps. Avec notre époque l'électrothérapie va naître enfin d'un
enfantement laborieusement préparé pendant soixante années,
et sortir victorieuse de la lutte acharnée qu'elle soutient contre
la passion ou l'indifférence.

C'était le moment où un autre Bolonais, Aldini, venait par
la publication d'un magnifique travail [1], étonner le monde
savant. En montrant l'importance de l'électricité, il put faire
croire un instant que l'homme allait devenir possesseur d'un
fluide assez puissant pour vaincre la mort elle-même en arra-
chant du tombeau les victimes qu'elle y entraînait. On frémit
au récit des expériences d'Aldini sur les cadavres des suppli-
ciés, et la publicité qui fut donnée alors aux travaux du docte
professeur, en faisant sortir les savants de la torpeur où
ils étaient tombés, et où peut-être les avait jetés la tourmente
révolutionnaire, sauva l'électricité médicale prête à périr : le
fluide électrique ne devait pas donner la vie ; mais du moins il
devait sauver de la mort, et déjà entre les mains d'Aldini il
avait compté de nombreux succès.

Franchissons quelques années encore et nous arrivons à Sarlandière (1825), qui invente l'électropuncture et s'en sert ingé-
nieusement pour diriger et limiter la puissance électrique dans
la profondeur des organes. Sa méthode, qui supplée à la fai-

---

1. *Essai théorique et expérimental sur le galvanisme*, 1804.

blesse des appareils, augmente la puissance de l'action physiologique de l'électricité et n'expose plus le malade aux effets
foudroyants de la bouteille de Leyde ; aussi remplace-t-elle
bientôt les procédés anciens , et donne une nouvelle vie à l'électricité médicale.

Magendie et deux de ses élèves C. James et de Puysaie con-
tribuèrent beaucoup à la vulgariser (1830-1840).

Mais déjà nous sommes arrivés à la véritable époque du progrès , celle où les appareils introduits dans les hôpitaux vont
recevoir de Rayer, d'Andral, de Becquerel [1] la consécration
que donne le savoir joint à l'expérience. C'est l'époque surtout
où Faraday prélude à la découverte des courants d'induction qui
vont faire entrer l'électricité dans une nouvelle voie.

Nous n'avons pas la prétention, dans le résumé succinct que
nous donnons ici de l'électrothérapie, de décrire longuement
les bases de la faradisation. Ici, comme nous l'avons fait ailleurs,
nous éliminons avec soin les questions trop spéciales, et nous ne
ferons pas de cet abrégé de l'électricité appliquée à l'art de guérir
un traité de physique. Sans donc aller nous perdre au milieu de
la description des appareils divers volta-électriques, ou électro-
magnétiques employés dans la thérapeutique, disons que la construction des appareils de Pixii et de Clarke montrant d'une manière
évidente la loi formulée par Faraday, que « des courants instantanés
se développent dans les conducteurs métalliques, sous l'influence
des courants électriques, et aussi sous l'influence *d'aimants
puissants* , ou même sous celle de l'action magnétique de la
terre, » jetait un nouveau jour sur une méthode que M. Duchenne,
de Boulogne, devait perfectionner encore. Grâce à ses travaux,
grâce surtout à ce magnifique *Traité de l'électrisation localisée* [2],

---

1. M. Rayer en 1830 , Andral et Becquerel en 1836 : les deux premiers comme médecins
de la Charité, le troisième comme interne , paraissent être les premiers qui aient introduit
les appareils électriques dans la pratique usuelle.

2. Deuxième édition. Paris 1861. J.-B. Baillère.

a été créée une nouvelle méthode d'électrisation [1] qui permet de limiter la puissance électrique dans l'organe malade, sans exposer les organes sains aux dangers de l'excitation.

Grâce à lui, enfin, il a été démontré que chaque espèce d'électricité possède des propriétés spéciales ; c'est ainsi que les courants d'induction ont des propriétés physiologiques caractéristiques qui les distinguent essentiellement des courants fournis par la pile. Seuls ils peuvent agir avec une grande intensité sans produire de désorganisation. Les courants d'induction eux-mêmes, suivant leur origine, ont des propriétés diverses. Le courant d'induction qui se développe dans une bobine inductrice, sous l'influence d'un aimant, ou qui se produit encore dans une bobine parcourue par le courant d'une pile au moment où l'on établit et où l'on interrompt le circuit, en un mot *le courant d'induction du premier ordre* presque sans effet sur la sensibilité cutanée, détermine au contraire des contractions musculaires fort vives.

Le courant d'induction de second ordre produit par l'influence du courant de premier ordre exerce au contraire son action plus spéciale sur la sensibilité cutanée.

1. Voici les faits principaux qui forment la base de sa méthode: « Si la peau et les excitateurs sont parfaitement secs, et l'épiderme d'une grande épaisseur, comme cela s'observe chez certains sujets que leur profession expose souvent au contact de l'air, les deux courants électriques, provenant d'un appareil d'induction, se recomposent à la surface de l'épiderme, en produisant des étincelles et une crépitation particulière, sans produire des phénomènes physiologiques. Met-on sur deux points de la peau un excitateur humide et l'autre sec, le sujet soumis à l'expérience accuse, dans le point où le dernier excitateur n'avait déterminé que des effets physiques, une sensation superficielle évidemment cutanée. C'est que les électricités de nom contraire se sont recomposées dans le point de l'épiderme sec, mais après avoir traversé la peau par l'excitateur humide. Mouille-t-on très-légèrement cette peau, dont l'épiderme offre une très-grande épaisseur, il se produit dans les points où sont placés les excitateurs métalliques secs une sensation superficielle, comparativement plus forte que la précédente, sans étincelles ni crépitation. Ici la recomposition électrique a lieu dans l'épaisseur de la peau. Enfin la peau et les excitateurs sont-ils très-humides, on n'oserve ni étincelles, ni crépitation, ni sensation de brûlure ; mais on développe des phénomènes de contractilité ou de sensibilité très-variables, suivant qu'on agit sur un muscle ou sur un faisceau musculaire, sur un nerf où sur une surface osseuse. Dans ce dernier cas, on produit une douleur vive, d'un caractère tout particulier; aussi doit-on éviter avec soin de placer les excitateurs humides au niveau des surfaces osseuses. » (Nysten.)

L'électricité localisée est d'un usage presque nul en chirurgie..

Sans vouloir décrire ces appareils qui sont à peu près les seuls usités aujourd'hui, nous dirons qu'on peut les réduire à deux. Les premiers que nous désignerons avec Becquerel[1] sous le nom d'appareils électro-magnétiques, ont en général comme éléments communs : 1° une bobine garnie d'abord d'un circuit de gros fil dans lequel on fait passer le courant électrique inducteur ; 2° autour de ce premier circuit sont enroulés un ou plusieurs circuits secondaires de fil fin et long dans lequel le courant induit se manifeste ; 3° un noyau central de fer doux, nécessaire pour exercer l'induction dans le circuit de fil fin ; car celle qui serait produite par le courant inducteur isolé serait trop faible pour donner des effets de quelque importance. Les instruments très-divers qui ont été construits d'après ces données ne diffèrent que par la manière dont le courant inducteur est interrompue et rétabli, et par la forme et la disposition des diverses parties.

Les seconds ou magneto-électriques sont construits d'après le principe des appareils de Pixii et de Clarke, c'est-à-dire qu'un aimant permanent et un électro-aimant, l'un ou l'autre mobile, forment la base de l'appareil.

L'absence de pile et de tout liquide corrosif semble depuis quelque temps faire préférer ces derniers malgré leur prix élevé; il n'y a d'exception que pour quelques maladies chirurgicales sur lesquelles le courant galvanique semble agir d'une manière plus heureuse que les courants induits développés soit par la pile soit par un aimant.

Si la question que nous agitons ici ne se trouvait exactement limitée par l'énoncé même du programme, nous aurions longuement à parler des applications de l'électricité à la thérapeutique médico-chirurgicale ; l'électrothérapie peut rétablir la contractilité dans les muscles qui en sont privés ; elle peut rétablir

---

1. *Traité des applications de l'électricité à la thérapeutique médicale et chirurgicale*, **Paris**, **Garnier-Baillère**, 1857.

la sensibilité générale , ou la sensibilité spéciale des sens, abolie ou simplement diminuée , elle peut ramener à leur type normal la contractilité et la sensibilité exagérées ou perverties, elle peut enfin produire une révulsion cutanée. A ces titres divers , les paralysies et les myélites, les convulsions, les contractures , les névralgies , les atrophies, l'étranglement interne, l'aménorrhée, l'angine de poitrine ont pû être traités avec succès par le fluide électrique.

Ses applications à la thérapeutique chirurgicale seraient moins nombreuses, si nous nous contentions de décrire les effets des courants directement appliqués aux maladies qui sont du domaine de la chirurgie, et nous verrons que celles-ci se réduisent à deux ou trois. Mais l'électricité avec ses applications si diverses , ses lois si bizarres souvent , forme encore la base de deux méthodes fondées sur ses propriétés calorisatrices, ou chimiques. Ainsi donc l'électricité utilise en faveur de la thérapeutique chirurgi-cale ses effets physiologiques, ses effets calorifiques , ses effets chimiques. Un mot de chacune de ces applications.

Effets physiologiques. — On a cherché à employer l'électricité pour opérer la résolution des tumeurs, et spécialement de celles qui, résultant de la tuméfaction des ganglions, ont pour carac-tère principal leur indolence.

Nous avons déjà dit que de Humboldt, un des premiers, avait constaté que le fluide électrique activait la secrétion des plaies , et produisait autour une sorte de révulsion. C'est cette propriété même qu'on a voulu utiliser. En effet les résultats de l'électrisa-tion sont dans ce cas tout à-fait comparables à ceux des autres genres d'excitants. Sous leur influence la peau se rougit, s'échauffe, se couvre d'une légère sueur et, dans la tumeur que l'on veut traiter, la circulation s'active aussi , le mouvement de décomposition et d'absorption interstitielle tend à s'accroître. Et nous voyons presque dès la fin du siècle dernier les chi-rurgiens tenter la résolution des engorgements ganglionnaires,

en particulier de l'adénite cervicale, par le fluide électrique.
L'électricité de tension d'abord uniquement employée produit
peu de résultats ; le fluide galvanique est plus heureux ; il est
vrai que pour l'employer on utilise un moyen inconnu jusqu'à
Sarlandière, la pénétration du courant jusque dans l'épaisseur
de la tumeur.

M. Boulu, auquel on doit de beaux travaux et de savantes
recherches sur le traitement de l'adénite cervicale, se sert habituellement d'un séton composé d'un fil de platine interrompu
dans son milieu par une petite tige d'ivoire ; le séton introduit
et communiquant par ses deux extrémités avec les réophores, il
fait passer le courant. Cette méthode n'est autre que l'électro-
puncture dont le procédé ordinaire est généralement préféré et
que l'on retrouve toutes les fois qu'il s'agit d'appliquer l'électricité dans la profondeur d'un tissu.

Qu'est-ce donc que l'électro-puncture ?

On désigne en chirurgie sous le nom d'acupuncture une ponction faite avec une aiguille qui traverse nos tissus sans en rompre
les fibres. Sarlandière, nous l'avons dit, eut l'ingénieuse idée
en combinant ce moyen depuis longtemps connu avec l'électricité de faire pénétrer profondément et directement le fluide
électrique. Il suffit pour cela de fixer les réophores aux aiguilles
de platine que l'on enfonce dans les tissus.

Une douleur très-vive dans tout le trajet qui sépare les deux
aiguilles et aussi l'inflammation qui se développe autour d'elles
interdit de pratiquer l'électro-puncture dans les organes splanch-
niques ou sur le trajet des gros troncs nerveux.

Et maintenant est-il vrai que l'électricité soit un remède infidèle dans l'adénite cervicale ? — Si nous en croyons Becquerel [1],
ce traitement ne réussirait que dans l'adénite chronique indé-
pendante de tout tempérament lymphatique. On ne peut espérer

1. *Loc. cit.*

en effet de guérir une adénite chronique se développant chez un sujet lymphatique , et tendant à s'indurer , ou à subir la dégénérescence tuberculeuse.

Nous l'admettons aussi ; mais nous croyons que le chirurgien devra se montrer satisfait si l'électricité jointe au traitement qu'on utilise généralement contre le lymphatisme, apporte une amélioration sensible aux tumeurs qu'il essaie de guérir , et il sera rare qu'il ne l'obtienne pas, car la transformation fibreuse ou tuberculeuse des ganglions n'est jamais complète, et il reste presque toujours autour du noyau central un foyer de suppuration qu'il pourra attaquer avec succès dans les cas les plus ordinaires. Que l'électrothérapie ne soit ici qu'un palliatif, je le veux bien. Mais n'est-ce pas déjà quelque chose ?

C'est encore cette même propriété que Crucel, Spencer, Wels ont utilisée contre les ulcères atoniques. Tantôt on employa un simple courant galvanique , tantôt l'électropuncture, tantôt on fit usage d'une méthode dont nous avons déjà parlé et qui repose sur l'expérience fondamentale du galvanisme. Elle consiste à placer sur l'ulcère des plaques de métaux différents réunis par un conducteur métallique. Ce moyen thérapeutique est à peu près complètement oublié.

Pétrequin, Burdel , Rodolfi, Bénoist[1] ont employé utilement l'électricité contre l'hydrocèle de la tunique vaginale , et l'hydarthrose.

Enfin une application récente de l'électricité , application importante, mais peu connue, est due aux travaux de Matteucci[2].

Nous nous souvenons encore de l'effroi dont nous fûmes saisi lorsque, pour la première fois, il nous fut donné d'assister aux convulsions dont les malheureux qui succombent au tétanos deviennent les victimes.

---

1. *Gazette des Hôpitaux*, 1863 , n° 7.
2. *Académie des Sciences*, séance du 18 janvier 1864. *Gazette des Hôpitaux*, n° 10.

Cette affreuse maladie, qui se partage avec l'érysipèle et l'infection purulente, la moitié des opérés de nos hôpitaux, possède un arsenal thérapeutique d'une étonnante richesse ; mais aucun agent n'a pu jusqu'ici triompher du mal ; hélas! le poison le plus violent, le curare lui-même est impuissant, et si la vue d'un tétanique ne vient plus désormais accuser notre faiblesse, nous ne sommes pas le seul peut-être à réprimer un mouvement de découragement, chaque fois que nous rencontrons un de ces écueils de la chirurgie, un de ces accidents qui viennent défier les opérations les mieux faites pour assurer la vie d'un malade...

Cet agent précieux depuis si longtemps cherché, ce spécifique du tétanos serait-il l'électricité ? M. Matteucci le suppose, et pour exposer ses idées nous ne pouvons mieux faire que lui emprunter ses propres paroles.

« Une des expériences les plus nettes et les plus obscures encore en électro-physiologie est celle qui montre l'état de contraction tétanique qui saisit une grenouille ou un animal quelconque en deux circonstances bien déterminées : l'une, c'est le passage interrompu, et à des intervalles très-rapprochés, sans dépasser certaines limites, du courant électrique dans les nerfs ou les muscles d'un animal vivant ou récemment tué ; l'autre circonstance, c'est le passage continu d'un courant dans le nerf, en sens contraire à ses ramifications. Ce dernier fait, découvert d'abord par Ritter, a été étudié minutieusement dans un de mes mémoires d'électro-physiologie publié dans les *Philosophicals transactions.* Il est bien prouvé que la contraction tétanique très-forte et prolongée qui saisit le membre dans lequel ce nerf se ramifie au moment de l'ouverture du circuit, n'est due qu'à de l'électricité qu'on pourrait supposer condensée dans ce nerf. Ce n'est pas le muscle qui est le siége de l'altération ; car si l'on interrompt le circuit en coupant le nerf, on n'a plus la contraction tétanique, si le nerf est coupé au point de son entrée dans le muscle, tandis qu'on obtient cette contraction en coupant le nerf plus haut. Je crois avoir été dans le vrai, (et je considère comme un des progrès notables de l'électro-physiologie moderne d'avoir introduit un principe de physique dans l'application de phénomènes si obscurs), je crois, dis-je, avoir été dans le vrai, en montrant que les nerfs prennent sous le passage du courant des polarités secondaires très-fortes, comme font les lames de platine ou certains solides poreux et imbibés de liquides. Ces polarités secondaires, à l'ouverture du circuit, se déchargent et donnent lieu à des courants de direction inverse des courants primitifs. Or, dans les conditions de l'expérience que nous considérons ici, ces courants secondaires sont justement dirigés de manière à exciter le plus vivement possible les nerfs qui, par le phénomène bien connu des alternatives voltaïques, avaient cessé d'être sensibles au passage du courant primitif ou excitateur.

» Quoi qu'il en soit de cette explication, il est certain qu'un nerf qui a acquis, ou par des courants interrompus, ou par le courant inverse continu, la propriété d'éveiller des contractions tétaniques, perd immédiatement cette propriété aussitôt qu'on le soumet de nouveau à un courant continu. C'est donc l'analogie qui nous a conduit Nobili et moi, à penser que le tétanos pouvait être assimilé, pour l'état de ces nerfs, à un animal sur lequel on a fait passer ou des courants interrompus, ou un courant inverse continu, et par conséquent à espérer que le passage continu d'un courant direct chez un malade du tétanos aurait produit, comme dans l'animal, la cessation ou la diminution des contractions. »

A l'appui de cette ingénieuse théorie, M. Matteucci raconte non la guérison, hélas ! d'un tétanique, mais une observation d'amélioration sensible sous l'influence du courant continu. Est-on sur la voie d'un progrès ? Espérons-le ; si ce n'est qu'un soulagement momentané, ce sera déjà beaucoup. A ce titre ce sera toujours un bienfait.

Effets calorifiques. — La propriété que possède un courant voltaïque d'échauffer, de rendre incandescent, de fondre ou de volatiliser le fil métallique qu'il traverse, était depuis longtemps connue ; mais l'idée de pratiquer la cautérisation à l'aide de cette chaleur puissante ne date que de quelques années et semble avoir été mise en pratique pour la première fois par Heider de Vienne, à l'instigation du professeur Stenheil de Munich, en 1845. Crusell, de Saint-Pétersbourg, Sédillot, Marshall, Harding, Hilton, Amussat, Nélaton et Régnault, qui publia sur ce sujet deux importants mémoires, paraissent être les savants qui s'en sont le plus occupés.

Depuis eux, M. Middeldorpff de Breslau a fait paraître un important travail sur la galvano-causticité et c'est au résumé qu'en publia alors M. Axenfeld[1], que l'on doit surtout de connaître la véritable valeur de cette méthode.

Une batterie électrique composée de piles de Grove, Sturgeon ou Daniel, donne un courant voltaïque plus ou moins fort, suivant la volonté du chirurgien. Quant aux cautères, ils peuvent se résumer à trois.

1° C'est le cautère galvanique manche d'ébène traversé suivant sa longueur par deux fils de cuivre doré recevant à leur extrémité postérieure les réophores, et terminés antérieurement au devant du manche par un fil de platine disposé en anse, et qui constitue le cautère. On peut d'ailleurs lui donner diverses formes, suivant son usage ; tel est celui qu'emploie M. Tavignot[2], pour les affections du sac lacrymal, telle est la bougie galvanique utilisée pour les rétrécissements du canal de l'urèthre.

2° C'est le porte-ligature galvanique consistant dans des fils que l'on fait passer, soit dans des tubes de verre, soit dans des

1. *Archives général de médecine,* août, octobre, décembre 1855.
2. *Gazette des Hôpitaux,* 1862, Nos 123 et 129. — 1863, Nos 6, 12, 19, 122.

tubes métalliques et bons conducteurs, mais isolés l'un de l'autre, au moyen d'un vernis.

L'anse coupante fait saillie à l'extrémité du tube. Les fils qui passent à travers les tubes permettent de donner à l'anse terminale le volume et l'étendue que l'on désire.

3° Ce sont enfin les sétons galvaniques, fils de platine de différentes grosseurs que l'on conduit au moyen d'aiguilles droites ou courbes à travers les canaux ou les tissus dans lesquels il s'agit de développer un travail inflammatoire.

Les avantages de la galvano-causticité, d'après M. Middeldorpff, seraient immenses. L'auteur ajoute que la méthode est applicable dans un très-grand nombre de cas. Le galvano-caustique arrête les hémorrhagies dans les points où le fer rouge ne peut être introduit sans danger ; les amygdales, le palais, la langue, le pharynx, les alvéoles, l'orbite, les sinus frontaux et maxillaires. On a même pu arrêter quelques violentes hémorrhagies du rectum, de l'utérus, ou du vagin.

Une de ses applications principales serait contre la gangrène, la pourriture d'hôpital, le phagédénisme ; le cautère galvanique en développant autour du mal une inflammation violente, mais de bonne nature, oppose au mal une barrière infranchissable qui arrête ses progrès. On vante son action contre les ulcérations, le cancer de la langue ou de la verge, toutes les tumeurs qui par leur vascularité sont exposées à des hémorrhagies dangereuses.

Le cautère galvanique ne serait dans aucune maladie d'un plus heureux effet que dans les fistules ; car on peut l'employer de trois manières différentes : 1° Pour la cautérisation du trajet fistuleux ; 2° pour la cautérisation de l'ouverture fistuleuse ; 3° pour exciser les parois de la fistule.

Les polypes, les tumeurs pédiculées superficielles, les rétrécissements de l'urèthre, les amputations mêmes (M. Middeldorpff, cite un cas d'amputation du doigt où l'os fut lui-même sectionné) ; empruntent à cette méthode des applications et des succès.

Les avantages de la galvano-causticité peuvent du reste se résumer à huit.

1° Action hémostatique.

2° Douleur faible pendant et après l'opération.

3° Accès rendu possible dans des cavités où l'on ne peut porter le couteau ou les ciseaux, du moins sans courir les dangers de blesser les parties voisines.

4° Fixation des parties à diviser par l'instrument même qui divise.

5° Limitation exacte des effets de la galvano-causticité.

6° Facilité de l'opération.

7° Formation facile de bourgeons charnus abondants et rapidité de la guérison.

8° Elle réunit les avantages de la ligature à ceux de la cautérisation.

Toutefois il restait encore à accomplir une importante modification ; il fallait trouver un régulateur de la chaleur électrique pour ne pas laisser l'opérateur entre deux écueils : « ou de fondre le fil métallique, ou de ne pas le porter à la température nécessaire pour produire une véritable cautérisation [1]. » M. de Séré, chirurgien de la garde-impériale, a pu trouver ce *desideratum*, en s'appuyant sur ce principe que la puissance du calorique développé par l'électricité est en raison inverse de l'épaisseur de la masse incandescente.

M. de Séré a substitué au fil jusque-là employé une véritable lame qui tranche, coupe et est solidement emmanchée pour cela. Le tranchant mousse à la température ordinaire, acquiert des qualités coupantes extraordinaires quand le feu en trempe le tranchant. Le couteau galvano-caustique, *couteau hémorrhagique*, (comme l'appelle M. Nélaton, parce que à la température du rouge blanc éclatant, prêt à fondre, la section s'accompagne

1. Régnault. *Mémoire présenté à l'Académie des Sciences*, 18 juin 1856.

toujours d'hémorrhagie), devient sous l'influence du courant, comme les divers instruments dont nous avons déjà parlé, tantôt un instrument tranchant, tantôt un cautère, tantôt un agent hémostatique.

Mais il fallait graduer la chaleur ; il fallait que le chirurgien pût à son gré avoir dans ses mains un couteau ou un cautère, et qu'en le faisant passer successivement du blanc éclatant au rouge sombre, il pût passer successivement de la chaleur *hémorrhagique* à la chaleur *hémostatique*, limites extrêmes, mais entre lesquelles on trouve tous les degrés de chaleur et de cautérisation possibles. On obtient cet effet au moyen de l'échelle mécanique de graduation. Un curseur formant contact glisse du haut en bas du manche et interpose par ce fait, dans le courant, une quantité de platine plus ou moins considérable, selon qu'il est plus ou moins haut plus ou moins bas. Ce curseur refoule la chaleur dans l'outil si on le glisse en haut; il la répartit dans le platine du manche si on le ramène en bas.

« Pour nous faire comprendre, supposons que le platine, la lame par exemple, ayant quatre centimètres, soit au rouge blanc éclatant prêt à fondre; si l'on diminue sa longueur et qu'on la mette à trois centimètres, il y aura fusion, le générateur étant supposé fournir une puissance calorifique égale et constante ; si on augmente la longueur du platine et qu'on lui donne $0^m 05$, la même chaleur répartie sur une longueur plus grande, le tout sera moins chaud.

Ayant par exemple 1500 degrés avec une longueur de $0,^m04$

Ce sera	—	1400	—	—	$0,^m05$
—	—	1300	—	—	$0,^m06$
—	—	1000	—	—	$0,^m09$

et la chaleur diminue à mesure que la longueur du platine augmente et réciproquement [1]. »

<hr>

[1]. De Séré. *Congrès de Rouen*, p. 187.

Pour juger le couteau galvano-caustique il nous suffira de dire que M. Nélaton et M. Demarquay s'en sont servis avec avantage.

Disons en terminant que « la galvano-caustique est et restera une ressource très-précieuse. Quand même elle n'aurait pas l'avantage considérable de faciliter le maniement du feu et d'en élargir la sphère d'action, elle aurait toujours une grande supériorité sur le fer rouge, parce qu'elle est incomparablement moins effrayante pour les malades ; elle supprime cet appareil terrible inséparable de la cautérisation ordinaire [1]. »

Effets chimiques. La propriété que possède la pile électrique de décomposer les liquides, les substances chimiques, de réduire les oxydes métalliques, devait être utilisée dans la thérapeutique.

C'est ainsi qu'on a proposé les courants électriques pour l'introduction des médicaments dans l'organisme, et pour l'extraction des métaux qui y ont été accidentellement introduits [2]. La pénétration des corps dans l'organisme n'a jamais été tentée d'une manière sérieuse ; aussi les expériences de Fabré-Palaprat et de Richardson, ont-elles été complètement infirmées ; et la question est encore pendante.

Celle de l'extraction des métaux paraît avoir fixé davantage l'esprit des observateurs, et l'on connaît quelques résultats heureusement obtenus et publiés par Poey et Raspail. M. Poey [3]

1 Broca. *Rapport à la Société de Chirurgie*, 5 nov. 1856. *(Gazette des Hôp.)*

2 Nous ne voulons pas parler ici de l'ingénieux appareil que M. Favre, ancien agrégé à la Faculté de Paris, aujourd'hui professeur à Marseille, a inventé pour établir le diagnostic de l'existence d'une balle au fond d'une plaie. Il se compose d'un étui renfermant deux fils conducteurs, ou bien de deux électrodes isolés à l'aide d'un vernis. Ces deux fils mis en communication avec une pile, on dispose sur le trajet de l'un d'eux un galvanomètre. Le contact du corps métallique établissant un courant, l'aiguille du galvanomètre est aussitôt déviée, selon la loi posée par Œrsted. Nous aurions pu, si cette découverte avait offert une importance générale lui consacrer quelques pages dans notre première partie et la comparer au stylet-Nélaton, cette autre ingénieuse application d'une propriété physique, de la porosité des corps.

3. Mémoire présenté à l'Académie des Sciences dans la séance du 19 janvier 1855.

fait usage de la méthode du bain : le patient est assis sur un banc de bois dans une baignoire métallique remplie d'eau faiblement acidulée soit avec l'acide chlorhydrique, soit avec l'acide azotique; alors on met la baignoire en communication avec le pôle négatif d'une pile d'une trentaine de couples Bunsen , tandis que le patient tient à la main un excitateur humide. M. Poey assure que le métal se dépose aussitôt sur les parois de la baignoire. Mais ce qui paraît contredire fortement ce résultat , c'est l'assertion apportée par M. Réveil[1] que d'autres expériences faites sur des malades dont la peau avait été recouverte de nitrate d'argent, n'ont donné qu'un résultat négatif.

Il semble que la dissolution des calculs urinaires à laquelle on a voulu appliquer l'électricité n'a pas donné un plus beau résultat. Les premiers essais furent tentés sur des chiens , en 1823, par Dumas et Prévost. Quelques succès , beaucoup d'insuccès, la preuve certaine que certains calculs, entre autres ceux de phosphates alcalins et d'acide urique, sont indissolubles, tels ont été les résultats qu'ont donnés les nouvelles expériences tentées depuis par Bonnet de Lyon, Meliker de Vienne.

Il suffit pourtant de constater la dissolution possible de quelques calculs pour encourager des recherches qui ne tendent à rien moins qu'à effacer du cadre de la médecine opératoire une des opérations les plus délicates et les plus redoutées.

Une des applications les plus importantes de l'électricité est sans contredit celle qui a été faite à la cure des anévrismes.

On avait remarqué la propriété que possèdent les courants suffisamment énergiques, lorsqu'ils passent à travers le sang extrait d'un animal, de former assez rapidement un caillot au pôle positif. M. Guérard, le premier, songea en 1831 à l'utiliser contre les tumeurs sanguines. Mais les expériences qu'il exécuta conjointement avec Pravaz, celles que, six ans plus tard,

1. *Loc citat.*, p. 713.

Becquerel fit à l'hôpital Necker dans le service d'Auguste Bérard, restèrent infructueuses [1], et ce n'est qu'en 1845 que M. Pétrequin put obtenir le premier succès.

D'après ce chirurgien distingué, la pile posséderait trois actions : 1° une action qu'il appelle électrique, celle-là même que nous avons désignée sous le nom de physiologique, et qui agit directement sur le système nerveux; 2° une action calorifère; 3° une action décomposante (chimique). Ces trois actions agissent à la fois dans le traitement des anévrismes; mais c'est surtout, d'après le chirurgien de Lyon, c'est surtout de la dernière qu'il faut savoir profiter. On doit même chercher à l'augmenter en diminuant les deux autres. Pour arriver à ce but, on doit se servir d'un courant continu. Quant à l'appareil instrumental, il n'est autre que celui de l'électropuncture. Mais on a soin de ne fixer dans la tumeur qu'une seule aiguille, celle qui communique avec le pôle positif, et de piquer la seconde dans les tissus à une petite distance de l'anévrisme. Par ce moyen, on évite au moins en partie l'inflammation et l'ulcération qui se produisent parfois autour des aiguilles, et qui, dans une tumeur anévrismale, pourraient tirer à conséquence.

Il nous suffira, pour faire connaître la valeur de cette méthode, employée aussi avec succès contre les tumeurs érectiles, de dire qu'il a été publié dans une période de huit années — 1845 à 1852 — vingt-cinq observations de guérison d'anévrismes. Nous regrettons que cette statistique, que nous devons à M. Bougard de Bruxelles, n'ait pas été continuée depuis de manière à fixer sur ce point les praticiens.

Toutefois nous pourrons dire avec Broca [2] que « cette méthode a fourni de bons résultats dans le traitement des anévrismes traumatiques du coude; mais il faut dire aussi que,

---

1. Becquerel. *Loc. cital.*, p. 315.
2. *Des anévrismes et de leur traitement*, 1856, Paris.

d'une manière générale, ces anévrismes cèdent facilement à beaucoup d'autres méthodes. La galvano-puncture est applicable à plusieurs anévrismes que leur siége spécial soustrait à la compression indirecte et même à la ligature. C'est là un avantage incontestable qui sulfit déjà à lui seul pour lui assurer un rang honorable.

Mais nous ne devons pas oublier que cette méthode est souvent très-douloureuse, qu'elle expose à plusieurs accidents sérieux, et surtout qu'elle a l'inconvénient de procurer une oblitération défectueuse, puisque le caillot galvanique se comporte exactement de la même manière que les caillots passifs ordinaires; » c'est-à-dire que le passage du courant dans la tumeur anévrismale développe un caillot formé non plus de fibrine seule, (caillot actif) mais à la fois de fibrine et de globules, (caillot passif.) Ils sont donc plus facilement destructibles [1].

Telle est en résumé l'électrothérapie chirurgicale, qui demande encore beaucoup de travaux, d'expériences, d'essais, pour être appliquée avec succès.... Elle demande encore, ce que le temps seul pourra lui donner, la confiance des malades. L'électricité est pour le vulgaire un agent si bizarre ; les populations de nos villes ou de nos campagnes ont, depuis vingt ans, assisté à de si étonnantes merveilles réalisées par ce fluide impalpable et mystérieux, qu'elles ne s'en approchent souvent qu'avec effroi ; et plus d'une fois, dans la clientèle même que l'éducation devrait élever au-dessus des préjugés, nous avons vu les malades refuser avec obstination un agent qu'ils regardaient comme dangereux.

---

1. L'électricité fait à chaque instant de nouvelles conquêtes. Au moment où nous achevons ce mémoire (septembre), M. Nélaton enrichit la thérapeutique chirurgicale d'une nouvelle méthode destinée surtout à la destruction des tumeurs sanguines, de toutes celles qui par leur nature prédisposent aux hémorrhagies, et surtout des polypes naso-pharyngiens. Nous voulons parler de la *Méthode électrolytique*, dont M. Ciniselli (de Crémone) a le premier indiqué les procédés. Dans l'électrolytie, le fluide galvanique, grâce à ses propriétés électro-chimiques, dissout en quelque sorte la tumeur, en même temps qu'il escharrifie ce qui résiste à cette dissolution. Bien entendu, l'électro-puncture prête son concours à la nouvelle méthode.

Avaient-ils tout-à-fait tort ?... Non, assurément ; car on ne
peut oublier que sous l'influence du galvanisme on a constaté
parfois un état général de fatigue, de susceptibilité nerveuse
extrême, l'exacerbation des maladies chroniques, le rappel des
maladies anciennes, l'aggravation des paralysies, la production
même de convulsions opiniâtres. — Mais quel est le médicament
auquel on ne peut reprocher quelque accident funeste ? Heureux,
ô médecin ! si on n'absout pas le remède, pour vous condamner
vous-même ! Ainsi donc, ces dangers, ces inconvénients de
l'électricité, nous les reconnaissons, mais nous n'en utiliserons
pas moins ce précieux agent, sans oublier toutefois les règles
tracées par l'expérience, nous souvenant toujours

> « ...... que la prudence
> Est mère de la sûreté. »

III.

CAPILLARITÉ.

Drainage chirurgical.

L'agriculture, que les travaux modernes devaient assez perfectionner pour en faire une source de fortune et de bien-être
pour nos populations, a emprunté à la physique un principe
d'une haute importance, la capillarité, dont elle fait tous les
jours la plus heureuse application : nous voulons parler du
drainage. Veut-on assainir un champ inculte, on cherche tout
d'abord à le débarrasser des eaux qui séjournent à la surface ;
c'était naguère au moyen de tranchées, de fossés à ciel ouvert,
qui recueillaient ces eaux et les déversaient au dehors du terrain ;
mais cet état rudimentaire ne pouvait durer longtemps.

Le drainage, tel qu'il est pratiqué de nos jours, consiste à

faire traverser les champs par des fossés souterrains. Pour cela
on dispose sous le sol , et selon la pente du terrain , plusieurs
rangées parallèles de tuyaux de terre poreuse, placés bout à
bout. Ces tuyaux aboutissent à un canal plus vaste, reçoivent
par les interstices qui restent entre chacun d'eux , et surtout
par leur surface poreuse , les eaux en excès et les déversent hors
du champ. Ce que l'on a fait pour l'agriculture on l'a fait ingé-
nieusement pour l'organisme humain. « Jusqu'ici le praticien
avait ouvert une fontaine ou un fonticule à la surface, et l'organisme vivant avait fourni les canaux inférieurs qui venaient s'y
dégorger dans tous les sens. Aujourd'hui il est reconnu que
l'organisme, lorsqu'il fait le mieux, ne fait pas encore assez
bien ; en conséquence, on y a pourvu au moyen d'un système
sous-cutané de tubes en caoutchouc qui fusent de toutes parts,
et déversent toutes les humeurs peccantes au dehors [1]. »

« Le principe du drainage chirurgical, c'est d'établir un
écoulement continu des liquides au dehors, ou , en d'autres
termes, d'opérer une sorte de desséchement des foyers purulents.
Il consiste à se servir de tubes en caoutchouc vulcanisé d'un
diamètre variable, mais qui est moyennement celui d'une
plume de corbeau, percés de distance en distance de petits trous
semblables aux yeux d'une sonde. Ces tubes sont placés en travers des abcès, des foyers ou dépôts purulents, de manière
que les liquides, pénétrant par les trous pratiqués le long de
leurs parois, en parcourent aisément toute la longueur et
viennent sourdre continuellement en dehors par les deux orifices, ou par celui de ces orifices qui est placé dans la position
la plus déclive [2]. »

Ainsi le drainage chirurgical vient désormais remplacer les
mèches, les tentes de chapie ou de coton. Celles-ci en effet

---

1. Sales-Girons. *Revue médicale française et étrangère*, 15 mai 1856.

2. Brochin. *Gazette des Hôpitaux*, 29 septembre 1855.

remplissaient bien en partie ce qu'on se proposait en facilitant, également, à la faveur de la capillarité, le cours des liquides à l'extérieur ; mais le tissu bientôt gorgé de pus forme un véritable bouchon à l'entrée du foyer, et s'oppose justement à l'issue des liquides qu'il devrait entraîner au dehors.

Hâtons-nous de dire que M. Chassaignac, l'ingénieux inventeur de l'écraseur linéaire, peut revendiquer à bon droit la paternité de cette précieuse méthode, dont son service de Lariboisière offre une multitude d'observations.

Il est vrai, « d'aucuns journalistes, dit M. Sales-Girons[1], ont fait honneur à M. Barth de l'invention de ce drainage ; ce sont des flatteurs. L'idée et le fait primitif de ce procédé emprunté à l'agriculture appartiennent à M. Chassaignac, qui en a fait l'heureuse épreuve dans le phlegmon diffus. »

Mais le chirurgien de Lariboisière reconnaît avec modestie que l'idée de substituer aux sétons ordinaires des tubes en caoutchouc fenêtrés sur leur longueur ne lui appartient point jusqu'à un certain point. Ferri, J. Cloquet, Baudens. etc., auraient eu recours, paraît-il, soit à des tubes métalliques fenêtrés, soit à des canules élastiques. Admettons donc qu'il n'a pas inventé le drain ; mais ce qu'on ne peut lui refuser, c'est d'avoir conçu le plus vaste système de canalisation qui ait été appliqué aux affections purulentes de l'homme ; c'est d'avoir indiqué, précisé, détaillé le mode de son application suivant chaque région et presque dans chaque cas particulier.

Et maintenant disons comment on fait le drainage, quels sont ses avantages ou ses inconvénients.

« L'étude clinique des faits relatifs à la suppuration, dans l'état actuel de la pratique, dit M. Chassaignac[2], nous a paru démontrer ce qui suit :

1. *Loc. citat.*

2. *Traité pratique de la suppuration et du drainage chirurgical*, t. Ier. Paris. Victor Masson.

» 1° Beaucoup de suppurations aiguës, presque toutes les suppurations chroniques n'ont qu'un écoulement insuffisant ; un seul orifice où il en faudrait plusieurs ; un orifice presque toujours trop étroit et souvent obstrué là où il en faudrait de plus larges et de toujours libres ;

» 2° Il y a très-fréquemment rétrécissement ou obstruction des orifices à écoulement purulent continu.

» Quand on examine à quoi peut tenir cette canalisation insuffisante, on ne tarde pas à constater qu'elle a des causes multiples. Sans les examiner ici dans tous les détails qui y sont relatifs, nous les mentionnerons rapidement.

» Ce sont : 1° Les obstacles au cours du pus dépendant de ce que celui-ci, dépouillé en partie de sa liquidité, soit par résorption, soit par évaporation, s'est concrété sur les parois et sur le trajet des conduits purulents ;

» 2° La lymphe plastique qui, se coagulant avec facilité, surtout dans son contact à l'air, recouvre sous forme de croûtes soit l'extrémité même du conduit, soit le pourtour de son orifice ;

» 3° Les caillots sanguins, qui, accidentellement, peuvent obstruer le trajet du pus ;

» 4° Des produits sphacéliques dépendant soit d'escarres partielles des parties molles, soit de séquestres parcellaires ;

» 5° Divers produits concrétés comme ceux auxquels donne lieu la matière tuberculeuse ;

» 6° Les sinuosités que peut décrire le trajet purulent, et en première ligne le défaut de parallélisme entre l'ouverture des parties superficielles et celle des parties profondes ;

» 7° La formation dans les parois des conduits du tissu inodulaire qui, d'après sa tendance constante, rétrécit le calibre de ces conduits ;

» 8° La position déclive ou en contre-bas des foyers suppurants, position qui rend l'élimination du pus difficile. »

Le drainage chirurgical obviait à tous ces inconvénients en

permettant d'établir dans l'économie des canaux artificiels , souples et inoffensifs pour les tissus vivants, canaux faisant fonction d'éliminer d'une manière continue les produits morbides nuisibles à l'organisme.

Les tubes à drainage, nous l'avons déjà dit, sont des cylindres de caoutchouc vulcanisé ; ils peuvent varier quant à leur diamètre entre un et six millimètres , et sont criblés sur toute leur longueur d'ouvertures latérales très-régulières pour éviter pendant leur introduction des tiraillements douloureux. M. Chassaignac se sert encore pour les foyers de très-petite dimension ou qui siégent dans des régions où il est bon d'éviter toute trace de cicatrice , de fils en caoutchouc vulcanisé moins irritants que les fils de chanvre ou de lin, plus souples que les fils de plomb ou d'argent.

L'installation des tubes s'effectue de deux manières, soit au moyen du trocart, dans la canule duquel on fait glisser le drain , soit à l'aide du bistouri, de la sonde cannelée et du stylet aiguillé.

D'ailleurs le mode d'application de ces tubes est très-variable, et prend, suivant la méthode employée, différentes dénominations.

Simple, le drainage consiste à plonger le tube dans l'épaisseur d'un abcès ou d'un foyer purulent , sans aucune contre-ouverture.

Le drainage en Y n'est qu'une modification de ce procédé; le drain plié en deux est placé de manière que sa partie médiane touche le fond du foyer ; il en résulte deux branches qui, par le fait même de leur élasticité , s'écartent à l'ouverture du foyer de manière à présenter exactement la forme de la lettre qui lui donne son nom.

Il est infiniment préférable de se servir du *drainage à anse.* S'il a l'inconvénient d'exiger une double ouverture, l'une d'entrée , l'autre de sortie, il a aussi l'avantage de ne jamais se déplacer. Quels que soient les mouvements du malade et les particularités du pansement, il n'exige aucun moyen spécial de contention, et la fermeture de l'anneau suffit pour le fixer complètement.

M. Chassaignac permet même aux malades atteints d'abcès inguinaux, scrotaux, axillaires, etc., si leur état n'est pas d'ailleurs assez défavorable pour exiger un repos absolu, de faire de l'exercice, chose d'une impossibilité absolue avec le drainage en Y.

Le nombre variable des tubes de drainage donne lieu à un nouveau procédé, celui *du drainage en X.* M. Chassaignac a en effet l'habitude de traverser les collections purulentes par deux anses croisées en forme de croix grecque. Ces quatre ouvertures suffisent ordinairement pour éliminer en entier le contenu de la poche, et l'on n'a recours à l'installation de nouveaux tubes que quand les premiers sont reconnus insuffisants.

Parmi les modes d'installation du tube à drainage, il faut noter encore *le drainage à tubes repliés* ou *à deux anses en forme de* 8. La formation de l'anse extérieure sert à retenir le tube en place.

Citons enfin *le drainage préparatoire* et *le drainage par adossement*, ce dernier employé ordinairement dans la carie ou la nécrose, maladies du tissu osseux, dont il constitue un des meilleurs traitements. Là le tube est porté directement sur l'os luimême, et formant dans les tissus une courbe dont l'os malade occupe la partie la plus déclive, il forme, pour nous servir d'une expression de l'auteur, une tangente à la surface osseuse altérée, il s'y adosse.

L'expérience a prouvé que le drainage par adossement ne combattait pas seulement la stagnation du pus ; mais que la présence du drain avait aussi une grande influence sur la cause même de la suppuration, sur la carie et la nécrose.

Le drainage préparatoire a pour objet d'habituer le malade par l'application d'abord d'un simple fil, puis de tubes de plus en plus gros, à la présence du drain dans les tissus.

Quel que soit le mode adopté pour l'installation du drainage, sitôt que l'opération est terminée, on recouvre la partie malade d'un cataplasme placé entre deux linges et recouvert de taffetas gommé afin de conserver l'humidité.

Quant à la durée de l'emploi des drains, on comprend qu'elle est subordonnée à la nature de l'abcès, à son étendue; les abcès vastes, chroniques, ossifluents, exigent plus de temps que les abcès aigus et peu profonds; dans les abcès phlegmoneux simples, il suffit ordinairement d'une huitaine de jours. D'ailleurs la suppuration indique ordinairement d'une manière parfaite quelle devra être la conduite du chirurgien. Le pus s'écoule-t-il avec abondance, on devra laisser les drains dans le foyer, sans craindre nullement l'altérabilité de ces tubes, qui ont pu rester en place six mois entiers et se conserver en bon état; si le liquide purulent est borné à quelques gouttes, il n'y a aucun inconvénient à les enlever.

Un autre criterium a été posé par le savant praticien de Lariboisière, pour la plupart des nécroses. Tant que le mouvement de va-et-vient qu'il imprime au tube s'accompagne d'un frottement rude et rugueux, il faut laisser le tube; l'élimination du séquestre n'a pas encore eu lieu.

D'ailleurs le chirurgien ne devra jamais perdre de vue que l'enlèvement prématuré des drains peut être suivi de la reproduction de la collection purulente.

Un point important que nous ne devons pas passer sous silence est celui qui a trait au lavage des foyers et des tubes. Si nous avons bien expliqué quel était leur but, on comprendra facilement que la première condition du succès est d'avoir toujours les tubes dans un bon état de conservation, et surtout de les maintenir constamment libres; à chaque pansement il sera donc bien de pousser une injection soit d'eau tiède , soit de liquides médicamentaux , tels que l'eau chlorurée , la teinture d'iode , etc., jusque dans l'intérieur du foyer purulent , soit par le drain , soit par l'ouverture cutanée elle-même.

Comment agit le drainage?

« Si le lecteur , dit M. Chassaignac[1], nous permettait un parallèle , dont l'exactitude peut laisser à désirer , nous comparerions ces tubes à de longues sangsues couvertes de porosités ou de suçoirs aspirant sur toute leur longueur , soit le pus, soit le sang , soit la sérosité. De là résulte un effet antiphlogistique remarquable. » Et c'est sur près de huit cents observations que l'auteur établit à la fois : 1° L'immunité inflammatoire de la transfixion par les tubes élastiques de masses plus ou moins épaisses de tissu vivant ; 2° Le bienfait d'une canalisation continue dans l'immense majorité des affections purulentes et kystiques.

Dans les suppurations chroniques , le drainage raccourcit et rectifie les trajets fistuleux , raccourcissement qui se reconnaît à la dépression en cul de poule à l'orifice externe des trajets. Il prévient les déperditions de peau si fréquentes chez les sujets lymphatiques , surtout à la région cervicale , et par suite est un excellent moyen prophylactique des cicatrices vicieuses.

Enfin , et cette qualité n'est pas la moins appréciable , il remplace avantageusement les larges incisions que le chirurgien est obligé de pratiquer dans les phlegmons de la paume de la main , de la plante du pied , de la région périnéale , du creux poplité , etc., etc., incisions qui ne sont pas seulement douloureuses , mais qui , entre les mains du praticien le plus expérimenté , deviennent une œuvre semée d'écueils et de dangers.

Nous allions oublier un point important , celui-là même qui a décidé peut-être le succès de la méthode inamovible dans les

---

1. *Loc. citat.*

fractures, cette magnifique conquête de la chirurgie moderne. La méthode du baron Seutin, de si regrettable mémoire, aussi bien que la méthode de M. Chassaignac, dans les affections purulentes, permet au malade de se lever ; les abcès de l'aine, du testicule, des parois de l'abdomen peuvent désormais être traités sans un repos prolongé au lit, et le drainage, en parant aux inconvénients inséparables d'un long séjour au lit est encore un nouveau bienfait.

Ce qui prouve enfin l'excellence de ce moyen, c'est l'accueil qui lui a été fait dans le monde médical, c'est l'empressement que les praticiens de tous les pays ont mis à l'adopter. Il n'est donné qu'aux inventions vraiment utiles d'acquérir aussi vite cette universalité.

Et pourtant cette précieuse méthode n'est pas sans inconvénients ; nous les résumerons à trois : d'abord dans quelques cas rares, il est vrai, les tubes sont d'une insuffisance palpable ; tel est le cas où l'on rencontre un abcès profond de la cuisse, de la région fessière, etc.; la masse musculaire de cette région, dans laquelle vient se perdre le pus, rend le drainage insuffisant, si on ne le combine pas avec un autre moyen curatif, tel que les injections de teinture d'iode.

La canalisation des foyers devient encore insuffisante, lorsque le pus est mélangé de produits de sécrétion qui, par leur nature concrète obstruent la lumière des tubes, ou ferment les ouvertures qui les mettent en communication avec la poche purulente.

Enfin l'élasticité des tubes, et leur affaissement sous l'influence d'une pression même modérée, est un grave inconvénient dans certains phlegmons profonds. Nous avons vu multiplier inutilement les tubes à drainage dans quelques abcès postmammaires ; la pression exercée par la glande comprimait les drains et mettait obstacle d'une manière absolue à l'écoulement de la matière purulente.

Mais à part ces faits, d'ailleurs d'une rareté extrême, quelle n'est pas l'importance d'une méthode, qui assainit l'organisme en portant continuellement au dehors les liquides purulents, qui est à la fois un antiphlogistique et un excitant?

Que ne pouvons-nous, à la suite de ces quelques pages consacrées au drainage chirurgical, résumer le magnifique ouvrage que M. Chassaignac a consacré à ce précieux moyen de traitement, et, par le récit détaillé des faits qu'il rapporte, faire passer dans l'esprit de nos lecteurs, la conviction que nous a donnée la lecture du *Traité de la suppuration et du drainage*, et la vue quotidienne des succès de sa méthode !

. Mais à quoi bon ! cette conviction existe, et il n'est pas un chirurgien qui n'ait apprécié par lui-même sa supériorité. Le traitement des kystes, des hygromas non suppurés, de l'hydrocèle, des fistules lacrymales, des fongus articulaires et tendineux, de la grenouillette, etc., donne d'excellents résultats. Nous dirons même qu'il est beaucoup de cas où les injections iodées, que nous étudierons bientôt, doivent céder le pas au drainage chirurgical. Nous verrons plus tard quels sont ces cas. Qu'il nous suffise de dire que la canalisation des foyers purulents ou kystiques est une des applications récentes de la physique qui a exercé le plus d'influence sur les progrès de la chirurgie.

TROISIÈME PARTIE

APPLICATION DES AGENTS CHIMIQUES A LA THÉRAPEUTIQUE CHIRURGICALE.

> Il n'est pas de question, si petite qu'elle soit,
> qui n'ait son intérêt.....
> (RÉVEIL. *Mémoire sur une question
> importante de posologie des liquides
> médicamenteux.*)

Jusqu'ici nous n'avons envisagé que les nouvelles découvertes que la physique moderne est venue apporter à l'art chirurgical, et à part les agents utilisés pour le diagnostic des maladies, nous avons vu que la chirurgie avait emprunté fort peu de choses à la physique, beaucoup en réalité, si nous en pesons l'importance.

Telle n'a pas été la chimie. Le nombre des médicaments qu'elle a introduits dans la matière médicale est immense, et pour ne pas étendre outre mesure les bornes de ce travail, nous avons dû faire un choix, et restreindre le nombre des agents que nous avions à décrire.

On en trouvera peu d'ailleurs qui aient obtenu assez d'importance pour que leur emploi rationnel puisse constituer une méthode : l'iode et le chloroforme font seuls exception.

Mais les autres substances chimiques, dont nous parlerons, n'en sont pas pour cela moins importantes ; et s'il est vrai qu'il n'est pas « de question, si petite qu'elle soit, qui n'ait son intérêt, » nous croyons que c'est à bon droit que l'on peut dire qu'il n'est pas un agent chimique récemment introduit dans la pratique chirurgicale qui ne soit à considérer. C'est ce qui nous a guidé dans la troisième partie de ce mémoire.

CHIMIE MINÉRALE.

I.

OXYGÈNE.

De l'emploi de l'oxygène dans la thérapeutique.

La découverte des éléments constitutifs de l'atmosphère et celle de l'oxygène en particulier, découverte due, on le sait, à Scheele et Priestley, en 1774, avait excité parmi les médecins les espérances les plus vives. La propriété essentielle que possède l'oxygène de rallumer les corps en ignition fit croire un instant à ces savants épris du physicisme que ce gaz précieux allait suffire pour redonner la vie. *L'air de feu, l'air pur, l'air vital*, comme on l'appelait alors, fut employé dans toutes les maladies où l'on supposait, non sans raison, que l'épuisement jouait le principal rôle ; mais malgré les succès tant vantés de Davy et de Bédoès en Angleterre, les espérances furent bientôt déçues, et Fourcroy, dans un mémoire bien connu, fit justice pleine et entière de quelques faits mal observés.

Les choses en étaient là et les expériences abandonnées, lorsque des recherches récentes sont venues établir les propriétés physiologiques et médicales de ce métalloïde, et dans ces deux dernières années, Laugier et Demarquay en ont fait d'heureuses applications.

Un jeune médecin, M. Maurice Raynaud, dans une thèse d'un grand intérêt[1], consacrait de nombreuses pages à l'ana-

---

1. *De l'asphyxie locale et de la gangrène symétrique des extrémités.* Thèse de Paris, 1862.

lyse chimique des parties sphacelées par la gangrène sénile. Le spirituel auteur des *Médecins au temps de Molière*[1], qui n'est pas seulement un habile écrivain, mais est déjà un savant expérimentateur, concluait que le fait fondamental de la gangrène consiste dans la diminution ou l'absence de l'oxygène nécessaire à l'intégrité de la vie d'un tissu.

Mais cette idée théorique que M. Maurice Raynaud avait démontré avec beaucoup de talent ne l'avait conduit à aucune expérience autre que l'analyse chimique, et M. Laugier eut le premier l'idée d'en tirer partie dans la pratique médicale.

Un sujet atteint de gangrène spontanée du pied se présente à son service de l'Hôtel-Dieu. Le savant praticien le fait placer immédiatement dans un bain d'oxygène sans cesse renouvelé autour de la partie malade : la gangrène déjà imminente sur le cou-de-pied s'arrête et rétrograde ; l'eschare de l'orteil s'élimine, et la cicatrice se fait avec une rapidité d'autant plus étonnante que le malade a près de soixante-quinze ans.

Encouragé par ce premier succès, M. Laugier applique sa méthode à un autre vieillard atteint de gangrène des deux premiers orteils du pied gauche ; le résultat ne se fait pas attendre, et, dès le 28 avril 1862, il pouvait annoncer à l'Académie des Sciences les heureux résultats de l'emploi des bains d'oxygène pur.

La publicité de ce nouveau moyen éveilla bientôt l'attention des praticiens, et les succès se sont multipliés avec assez de rapidité pour permettre de conclure que l'emploi de l'oxygène dans la gangrène spontanée amène en quelques jours la diminution des douleurs, de la tuméfaction, la substitution de la couleur rosée à la teinte livide des parties menacées de gangrène, enfin l'amélioration progressive. Nous n'en voulons pour preuves que les observations publiées l'année dernière par M. Debouges,

---

1. Paris 1862. Didier et Cie.

de . Rollot (Somme) et M. Kulm, de Plieningen, près de Stuttgard (Wurtemberg) [1].

A ces bains d'oxygène souvent assez difficiles à employer, M. Rêveil [2] propose de substituer de véritables bains d'eau oxygénée, qui produisent le même résultat et remplacent avantageusement les manchons de caoutchouc remplis de gaz dont on a fait usage jusqu'ici.

La méthode de M. Laugier a trouvé des contradicteurs.

M. Demarquay, auquel on ne peut refuser une grande expérience pour tout ce qui touche à l'action des gaz sur l'organisme, combat les résultats mêmes obtenus par M. Laugier, et raconte [3] que les expériences qu'il a lui-même tentées dans ce sens ont complètement échoué.

Mais, répond M. Laugier, c'est qu'il faut, pour arriver au succès, une condition essentielle. Les bains d'oxygène ne sont pas, hélas! une panacée universelle; il faut, pour détruire l'asphyxie locale; il faut, pour régénérer le sang par le contact de cet air vraiment vital, que le sang puisse encore arriver jusque dans les parties menacées de gangrène. La perméabilité des voies circulatoires des membres est la condition *sine quá non* de succès, et voilà pourquoi la gangrène spontanée ne guérira jamais lorsqu'il y aura obstruction des artères; voilà pourquoi les expériences tentées par Demarquay, Parmentier, Pellarin ont échoué; il y avait obstruction de la fémorale ou de la poplitée.

Non, reprend M. Demarquay, l'existence même de la perméabilité ne suffit pas pour la guérison, et les faits sont là pour prouver que les insuccès se sont présentés lors même qu'il n'y a pas d'obstruction des vaisseaux. Seul le repos a apporté de l'amélioration.

1. Académie des Sciences, séance du 25 mai 1863.
2. *Loc. cital.*, p. 80.
3. *Gazette des Hôpitaux*, 1863, n° 70.

« Mais si l'oxygène et les autres gaz sont insuffisants pour guérir une maladie généralement mortelle, il faut cependant reconnaître que l'oxygène en particulier peut rendre des services. C'est ainsi que, tant que la gangrène n'a pas envahi les parties très-musculaires des membres, il momifie admirablement les tissus, prévient l'exhalation des liquides, et l'odeur fétide qui en est la conséquence ; si, dans plusieurs cas, il a aggravé les douleurs, dans un cas il les a fait cesser instantanément. »

Nous ne trancherons pas ce différent que le temps seul et l'observation peuvent résoudre. Nous ferons seulement remarquer que M. Laugier apporte en faveur de son opinion quatre guérisons bien constatées ; tandis que M. Demarquay, se fondant sur ce qu'il a vu des récidives fréquentes, ne reconnaît à l'oxygène que la propriété qu'il exerce dans toute autre circonstance sur les tissus sains ou malades, et qui ont été pour lui le point de départ d'une série d'expériences fort intéressantes.

Avant d'expérimenter sur l'homme, M. Demarquay, assisté de M. Leconte, institua une série d'essais sur les animaux.

La respiration de l'oxygène pur chez des chiens atteints de vastes plaies dans la région axillaire amena l'injection vive des tissus divisés, l'écoulement d'une sérosité transparente à la surface de cette plaie, enfin la production, si l'expérience durait longtemps, de petites ecchymoses.

L'oxygène injecté avec précaution dans le système veineux donna les mêmes résultats.

Enfin, après avoir renfermé pendant longtemps des animaux dans une atmosphère d'oxygène, les auteurs ont observé : 1° que les lapins ont vécu de 14 à 17 heures dans de l'oxygène ; 2° qu'à la mort des animaux on trouve tout le système musculaire extrêmement turgescent ; 3° que le système veineux et le système artériel conservent leur coloration normale ; 4° qu'aucun organe, quelque vasculaire qu'il soit, n'est le siége ni d'inflammation, ni de gangrène; 5° que le système musculaire prend une teinte rosée toute particulière [1].

Les expériences tentées sur l'homme ne devaient pas être moins concluantes.

Localement appliqué sur une plaie récente ou ancienne, à l'aide de manchons de caoutchouc, l'oxygène ne détermine d'autre sensation qu'un peu de picotement et de chaleur. Injecté dans les cavités muqueuses ou séreuses, telles que la vessie, la tunique vaginale, etc., il produit les mêmes effets.

L'oxygène amené au contact des plaies de bonne nature modifie très-vite la suppuration; elle diminue, les bourgeons charnus devenus plus petits prennent un aspect grisâtre. Mais sitôt que le gaz est enlevé, la plaie prend une vivacité excessive, et, par contre, la rougeur, la tuméfaction douloureuse des bords de la plaie, ou de l'ulcère, disparaissent avec rapidité.

Nous passerons sous silence la partie du mémoire de M. Demarquay qui traite de la respiration de l'oxygène, cette partie ne concernant presque uniquement que la pathologie médicale. L'auteur résume cette question, d'ailleurs importante, en disant que l'air vital peut être respiré à la dose de 20 ou 40 litres par jour, et en une fois, sans canser d'accidents. Sa propriété essentielle est de remonter les forces, d'exciter les puissances d'assimilation, et de développer l'appétit [2].

---

1. Académie des Sciences, séance du 25 janvier 1864.

2. Séance de l'Académie des Sciences, 8 février 1864.

L'oxygène n'est pas le seul gaz que M. Demarquay ait cherché à utiliser dans le traitement des affections chirurgicales, et l'acide carbonique, dont nous parlerons plus loin, comme anesthésique, a été le sujet d'importants travaux publiés par cet auteur.

L'acide carbonique est aujourd'hui employé avec succès dans les affections du col de l'utérus par un très-grand nombre de praticiens, non-seulement comme anesthésique local, mais aussi comme modificateur des surfaces dénudées. Nous ne nous étendrons pas davantage sur un sujet qui appartient à la médecine. Nous dirons seulement que c'est à M. Herpin, de Metz, que l'on doit de connaître les applications principales de l'acide carbonique, et que M. Demarquay l'a employé avec beaucoup de succès dans les plaies indolentes, diphthéritiques, gangréneuses. D'ailleurs, l'action de l'acide carbonique ne diffère de celle de l'oxygène que par son influence moins active, moins irritante.

Nous voudrions, puisque nous parlons ici de l'effet des gaz sur l'organisme, consacrer

Mais quelque influence salutaire que l'oxygène paraisse exercer sur les traumatismes, quelle que soit l'impunité avec laquelle on peut respirer ce gaz, il n'en est pas moins vrai que l'on doit éviter dans certains cas l'emploi de ce moyen, et M. Demarquay a savamment développé les contre-indications de sa méthode, dans un troisième mémoire présenté à l'Académie des sciences.

Une des premières contre-indications à l'emploi de l'oxygène, c'est la présence des plaies internes ou de foyers inflammatoires, l'oxygène ramenant dans ce cas, au bout de quelques jours, des douleurs dans les parties enflammées; et pourtant ce fait même pourra conduire un médecin expérimenté à de bons résultats, s'il s'en sert pour modifier la nature de l'inflammation; telles sont, par exemple, les plaies diphthériques.

Une autre contre-indication ressort de la propriété que possède l'oxygène d'activer la circulation; il serait donc impru-

quelques pages à l'*aérothérapie*, que l'Allemagne a vue naître, et qui, entre les mains de M. Pravaz, de Lyon, donne chaque jour de merveilleux résultats. « Les appareils dont on fait usage en aérothérapie consistent essentiellement dans un récipient d'une capacité en rapport avec le nombre des personnes qu'on veut y introduire Une porte pouvant fermer hermétiquement; des ouvertures remplies par des glaces solides pour donner du jour à l'appareil; des soupapes ayant pour but de limiter le degré de pression; un manomètre extérieur pour indiquer celle-ci à l'observateur; un robinet graduant à volonté la sortie de l'air pour diminuer sa pression intérieure; une ouverture communiquant par un tube avec une pompe aspirante ou foulante; cette pompe et le moteur qui la fait agir, tels sont les détails essentiels qui constituent l'ensemble d'un appareil aérothérapique. » *(Réveil.)* Mais l'air comprimé, d'un résultat si heureux dans les affections pulmonaires, l'anémie, la chlorose, les dyspepsies, le rachitisme, etc., etc., ne compte encore aucun succès -chirurgical..... Et à ce sujet qu'on nous permette d'exprimer un désir, c'est de voir cette méthode essayée dans quelques affections chirurgicales. Puisque les douches d'air ont eu, et ont journellement de si heureux résultats dans le traitement des maladies de l'oreille, si nous en croyons les auteurs qui s'occupent spécialement de ces affections (Docteur Deleau, *De l'emploi des douches d'air dans les maladies de l'oreille*, Paris, Rignoux, 1863), n'est-il pas à croire que l'air comprimé pourrait, dans ces maladies, procurer quelques succès? Naguère encore ne racontait-on pas, dans une revue scientifique, que le séjour prolongé dans l'air comprimé avait guéri la surdité de quelques ouvriers employés à la construction d'un pont du chemin de fer de Bretagne.

N'y aurait-il pas là une indication, si le fait est vrai; et j'avoue qu'il n'a rien qui répugne à notre esprit, puisqu'il est prouvé que l'air comprimé diminue, au moins momentanément, les surdités les plus opiniâtres et les plus invétérées. L'air comprimé agirait d'ailleurs ici comme agent physique.

dent d'employer ce moyen chez les vieillards, ou chez les sujets atteints de maladies du cœur. L'oxygène réveille enfin les douleurs névralgiques.

Donc l'état fébrile, à moins de conditions spéciales, telles que la diphthérite, la gangrène; les foyers inflammatoires profonds, les lésions viscérales que l'on ne peut pas surveiller; les maladies du cœur ou des gros vaisseaux; enfin un état névralgique indépendant de l'anémie; ou une prédisposition aux hémorrhagies, voilà des contre-indications formelles.

Quelles sont les indications de l'emploi de l'oxygène ? — « On peut dire qu'on n'en voit pas d'avance la limite; car tant que l'homme a un souffle de vie, il peut encore respirer, tandis que la voie gastrique à laquelle on s'adresse habituellement est limitée dans sa puissance d'absorption.......................

» L'oxygène doit surtout être donné pour combattre soit l'anémie, soit la chloro-anémie liées à nos affections chirurgicales [1]. »

Nous regrettons vivement que le temps fixé par la Compagnie pour l'envoi des mémoires de concours ne nous permette pas d'indiquer les faits pratiques que M. Demarquay a l'intention de développer dans une prochaine publication.

Du reste, ce que nous en avons dit suffit pour montrer tout le parti qu'on peut tirer de l'oxygène, soit comme agent purement local, dans le traitement des plaies, des ulcères, de la gangrène spontanée, soit comme reconstituant dans les maladies amenées par une affection chirurgicale grave.

---

1. Demarquay. Académie des Sciences, séance du 7 mars 1864.

II.

IODE.

Des injections iodées. — Applications topiques.

Dans les premières années de ce siècle, en **1812**, Courtois découvrit dans les eaux-mères des soudes de varechs un corps d'un éclat métallique, d'une odeur fort analogue à celle du chlore, et que Gay-Lussac, à cause de la belle couleur violette de sa vapeur, désigna sous le nom d'iode (ἰώδης, violacé). Ce métalloïde était appelé à jouer bientôt un rôle important dans la thérapeutique médico-chirurgicale.

En effet, huit années plus tard, un médecin de Genève, Coindet, soupçonne que la guérison du goître que l'on obtenait avec l'éponge brûlée, la poudre de chêne marin, l'hœtiops végétal, dépendaient de l'iode contenu dans ces substances ; il essaie aussitôt le précieux remède contre l'hypertrophie de la glande thyroïde ; il réussit et remplace désormais les médicaments empiriques employés depuis des siècles par la substance même à laquelle ils doivent leur vertu.

Mais bien des années doivent s'écouler encore avant que la découverte de Courtois ne soit utilisée en chirurgie.

Disons donc en quelques mots comment MM. Velpeau et Martin, de Calcutta, furent amenés par l'étude de l'action physiologique de l'iode, à créer une méthode, celle des injections iodées.

L'iode et ses préparations diverses exercent une action topique irritante, qui peut même aller jusqu'à l'escharrification. Mais administré à doses modérées, c'est-à-dire aux doses généralement usitées, il produit à la fois des effets locaux et des effets généraux,

d'un intérêt d'autant plus grand que ses propriétés thérapeutiques découlent de ses propriétés physiologiques elles-mêmes.

Le premier effet de l'application locale de l'iode est cette
irritation que nous venons de mentionner.

Appliquée sur la peau la teinture d'iode pure ne provoque pas
d'abord de douleur; mais si l'on renouvelle cette application
plusieurs fois, surtout si la peau est dépouillée de son épiderme,
elle cause une cuisson assez vive, et sa combinaison avec cette
membrane forme une sorte de vernis qui s'enlève bientôt sous
forme d'écailles.

La peau devient d'abord jaune, brune, sèche, raccornie;
elle se resserre, puis l'épiderme se détache, s'exfolie, et il se
fait à la surface un suintement, une transpiration abondante; à
ce titre l'iode est un résolutif puissant, et son action sur les
muqueuses, sur le tissu cellulaire est à peu près identique.

Mais cette action irritante, quelque importante qu'elle puisse
paraître, n'aurait pas fait de l'iode un remède héroïque, si cette
substance n'avait pas été douée d'une propriété plus remarquable,
sa propriété antiseptique : l'iode modifie rapidement les sécré-
tions de tous les tissus qu'il touche, qu'ils soient muqueux,
séreux, osseux, celluleux, etc., et c'est à M. Boinet plus qu'à
tout autre que l'on doit d'avoir par des travaux persévérants
reconnu cliniquement la modification particulière qu'exerce cet
agent médicamenteux sur la suppuration ; d'avoir fait ressortir
la propriété qu'il a de changer le pus, de lui enlever ses mauvaises qualités, lors mêmes qu'elle seraient virulentes ou con-
tagieuses.

Mais si cet auteur a fait les premiers pas, on ne peut refuser
à un savant chimiste, M. Duroy, d'avoir complété cette étude
en précisant le mode d'action de cette substance, d'avoir par
des épreuves expérimentales confirmé les faits cliniques.

M. Duroy, après une série d'expériences sur le pus, le lait,
le sang, l'albumine, le gluten, concluait aux propositions suivantes :

« L'iode est un puissant antiseptique ; il arrête et prévient la fermentation putride ; il manifeste cette propriété envers les solides et les humeurs de l'oganisme animal, même en présence de l'air.

» 2° Il se combine chimiquement aux matières animales (chair, sang, albumine, lait, etc.) sans altérer sensiblement leurs formes. Il se comporte de même en s'unissant au gluten.

» 3° L'iode a une affinité plus grande pour les substances protéïques que pour l'amidon.

» 4° Contrairement à l'opinion assez généralement reçue, l'iode élémentaire pur, ou en solution aqueuse à l'aide de l'iodure de potassium, fluidifie les liquides animaux et le sang en particulier, ainsi que l'avait déjà constaté M. Poiseuille.

» 5° Mais comme l'alcool, son dissolvant ordinaire, produit en injection la coagulation du pus, et que le coagulum pourrait s'opposer à la pénétration du médicament dans toute l'étendue des trajets fistuleux, il serait préférable de se servir, au lieu de teinture alcoolique, d'une solution aqueuse d'iode, favorisée avec partie égale d'iodure de potassium.

» 6° Il serait rationnel de tenter l'application interne et externe de l'iode dans les empoisonnements miasmatiques, dans les maladies épidémiques et putrides (choléra, fièvre jaune, fièvre typhoïde, pourriture d'hôpital, gangrène, etc.). Ne pourrait-il pas combattre l'action des venins et des virus[1] ? »

Ces propositions générales que nous devions citer ici, à cause de leur intérêt scientifique, ne sont pas toutes péremptoirement démontrées, et demanderaient, au moins pour quelques-unes, à être soumises à de nouvelles vérifications[2]. Mais ces re-

---

1. Rapport à l'Académie de Médecine. (*Bulletin de l'Académie de Médecine*, t. XIX.)

2. « N'oublions pas de faire remarquer, dit M. Trousseau, qu'il semble résulter des expérimentations communiquées récemment à l'Académie des Sciences par deux médecins américains, MM. Brainard et Greene, que l'iode et le brôme possèderaient une action neutralisante des plus remarquables contre le poison du crotale et le curare. »

Les expériences faites par Réveil prouvent également que ces deux corps neutralisent les effets du vaccin et du pus chancreux.

cherches pleines d'intérêt produisent d'utiles résultats, en con-
duisant le pathologiste à une interprétation rationnelle de faits
thérapeutiques restés inexpliqués jusqu'ici.

Absorbée par la peau, par les voies respiratoires, par la muqueuse du tube digestif, l'iode ne donne pas lieu seulement à
des phénomènes locaux. Il est encore le point de départ d'une
série d'accidents fort remarquables. La circulation s'active, la
peau s'échauffe, et peut devenir le siége d'éruptions exauthéma-
tiques diverses ; à cela se joint de la céphalalgie avec bourdon-
nement d'oreilles, et parfois des éblouissements passagers ; c'est
cet état que Lugol a désigné sous le nom d'ivresse iodique.

Joignons à cela l'augmentation de la sécrétion urinaire, et un
coryza quelquefois très-violent, qui peut s'accompagner aussi
d'une véritable angine, ou tout au moins d'un sentiment de
sécheresse à la gorge. L'ingestion même d'un seul gramme
d'iodure de potassium peut au bout de quelques heures produire
ces symptômes si bizarres, qu'on a désignés sous le nom d'*iodisme*.

Il est encore une autre forme d'iodisme, de cachexie iodique.
C'est l'empoisonnement que M. Rilliet [1] a désigné sous le nom
d'*iodisme constitutionnel*. Ici ce serait l'iode lui-même qui
posséderait une action spéciale sur l'économie, et donnerait lieu
à un empoisonnement complètement indépendant d'ailleurs de
la quantité ou de la forme sous laquelle on l'administre. Il sem-
blerait même que l'iode à la dose de deux milligrammes à un
centigramme en pilules aurait déterminé cet empoisonnement
caractérisé par le marasme aigu, la boulimie, les palpitations
nerveuses, bientôt suivis de troubles nerveux ayant la plus grande
analogie avec ceux qu'on observe dans l'hypocondrie et dans
l'hystérie.

Ces faits, sur lesquels je ne m'arrêterai pas, prouvent d'une

---

1. *Mémoire sur l'iodisme constitutionnel*, Paris, 1860, V. Masson.

manière péremptoire l'incroyable rapidité d'absorption de l'iode, et devraient conduire à l'alimentation iodée que M. Boinet a essayé d'introduire dans la thérapeutique. C'est une question médicale, dont nous ne parlerons pas.

L'iode est donc à la fois un agent de la médication substitutive, un antiseptique, un résolutif, un excitant et un altérant. A ces titres divers, ce précieux médicament devait avoir droit de cité dans la thérapeutique, en dépit même des inconvénients attachés à la médication iodique. Car, disons-le de suite, « ces inconvénients sont plus apparents que fondés ; les affections graves qui peuvent résulter de la médication iodique, telles que l'hémoptysie, les vomissements, les diarrhées, l'iodisme en un mot, sont excessivement rares puisqu'il n'y a que quelques praticiens qui les aient vues. Mais faisons remarquer que ce sont les praticiens qui n'ont pas manié l'iode d'une manière convenable qui l'accusent de produire les accidents que nous venons de passer en revue ; car ceux qui l'emploient journellement et d'une manière rationnelle s'arrêtent à peine sur sa pathogénésie. La meilleure preuve d'ailleurs que ces accidents trouvent leur cause dans la mauvaise administration des sels iodiques, c'est qu'ils cessent et disparaissent dès la simple suspension de l'usage des medicaments. Cependant pour hâter encore ce résultat, on peut administrer les antiphlogistiques, les opiacés, les préparations de quinquina préconisées à cet effet par les docteurs Coindet et Lugol [1]. »

Combien de médicaments sont dans le même cas ! « Il en est de l'iode comme du mercure. Si ce dernier médicament est administré imprudemment, il peut causer des accidents qui ne sont pas sans gravité ; mais ce n'est pas une raison pour rayer du catalogue de la matière médicale l'un des agents les plus puissants et les plus utiles [2]. »

---

1. *Iodothérapie ou de l'emploi médico-chirurgical de l'iode et de ses composés*, par A. Boinet, p. 45, Paris, V. Masson, 1854.

2. Trousseau et Pidoux. *Traité de thérapeutique*, t. 1.

Rare dans la pratique médicale, l'iodisme est a peine connu
en chirurgie où pourtant son emploi est devenu d'un usage si
général, où l'on utilise à la fois ses propriétés antiseptiques,
résolutives, excitantes, etc. Un mot rapide de ses nombreuses
applications.

Injections iodées. — L'emploi des injections dans la cure des
maladies chirurgicales n'est pas une invention récente; et si
l'on remonte aux premiers âges, à l'enfance même de l'art, on
en trouve des traces nombreuses; mais aucun auteur n'avait su
tracer d'une manière certaine les indications et les contre-indications de leur emploi, et lorsqu'il y a un siècle à peine, en 1757,
l'académie royale de chirurgie voulant approfondir ce point
important de thérapeutique, proposa pour prix à décerner en
1758 la question suivante : « Déterminer les cas où les injections
sont nécessaires pour la cure des maladies chirurgicales, et
établir les règles générales ou particulières qu'on doit suivre
dans leur usage, » l'auteur du mémoire couronné déclara que
les injections offrent de nombreux inconvénients et les considéra
comme un moyen souvent dangereux, comme un remède d'une
utilité fort contestable.

Longtemps ces conclusions, auxquelles l'illustre aréopage
avait donné, en couronnant le mémoire, la sanction la plus honorable, privèrent les chirurgiens d'une ressource précieuse. C'est
à peine si on les employait pour aider l'écoulement du sang et
du pus, s'opposer à la stagnation , découvrir les tortuosités d'un
trajet fistuleux. Mais enfin la méthode triomphe de préjugés trop
longtemps admis, et les sommités chirurgicales du commencement de ce siècle usent avec modération il est vrai, — c'est
déjà beaucoup que d'en user, — d'une médication que rien ne
peut suppléer dans certains cas. Les injections iodées trouvent
déjà la voie ouverte, et le nom de M. Velpeau suffit pour pro
pager la méthode

L'illustre chirurgien de la Charité, frappé des propriétés antiseptiques de l'iode, de ses qualités détersives ; pour la première fois, au moment même où Martin de Calcutta est amené aux mêmes résultats, emploie l'injection iodée dans la cure radicale de l'hydrocèle ; et remplace les injections vineuses jusqu'alors employées, par le nouvel agent. C'était en 1843. L'opération réussit, et l'heureux novateur s'empresse de publier les conclusions qu'il déduit de ce fait.

« Il me paraît prouvé, dit-il [1], 1° que la teinture d'iode provoque avec autant de certitude qu'aucun autre liquide l'inflammation adhésive des cavités closes ;

« 2° Que cette teinture expose moins que le vin à l'inflammation purulente ;

« 3° Qu'elle favorise manifestement la résolution des engorgements qui compliquent les hydropisies ;

« 4° Qu'infiltrée dans le tissu cellulaire, elle ne peut pas amener d'inflammation gangréneuse. »

Un nouvel article sur le même sujet [2] confirme les travaux de O'Brienn [3], de Oppenheim [4] ; et Boinet [5], Jobert de Lamballe, Borelli (de Turin), Abeille [6] étudient dans des travaux du plus grand intérêt l'action médicatrice des injections iodées. Tous s'accordent à reconnaître les conclusions de Velpeau, et, à leur faveur, le nouveau médicament prend dans la thérapeutique chirurgicale une place qu'il ne quittera plus.

Son mode d'action dans des maladies fort diverses, ses résultats si précieux dans les affections les plus rebelles sont

1. *Annales de la chirurgie française et étrangère*, avril 1843.

2. *Des injections médicamenteuses dans les cavités closes.* Paris 1840.

3. *Gazette médicale*, 1838.

4. *Bulletin de thérapeutique*, 1839.

5. *Loc. cit.*

6. *Mémoire sur les injections iodées*, 1849. — *Des injections iodées dans le traitement des abcès*, Paris 1854.

faciles à apprécier. J'ai déjà dit la modification que l'iode apporte à la surface des tissus.

Mis en contact avec les surfaces enflammées ou suppurantes, l'iode les irrite plus ou moins vivement, et développe au-dessous de l'enduit formé par le liquide des propriétés vitales plus complètes. Bientôt ce vernis, cette escharre superficielle se détache sous l'influence d'une suppuration de bonne nature. Cette nouvelle vitalité des tissus les rend propres à chasser toutes les impuretés, à briser les entraves qui s'opposent au retour à l'état sain ; le pus change de nature, les vaisseaux se dégorgent, la partie malade acquiert la vie et la fermeté qui annoncent la guérison ; en un mot l'injection iodée détermine une véritable phlegmasie, mais une phlegmasie toujours locale, et en même temps qu'elle change la nature des produits de sécrétion, elle en déterge le foyer, et agit à la fois et comme caustique, et comme antiseptique.

En répétant ces injections en temps convenable, c'est-à-dire sitôt qu'on voit le liquide purulent se reformer, on empêche le séjour trop prolongé des matières purulentes, et on produit chaque fois cette inflammation locale qu'un chirurgien habile saura toujours diriger. Telle est son action dans les cavités muqueuses, dans les foyers purulents. Voyons comment elle agit dans les bourses séreuses.

« Le premier fait et le plus important qui ressort de l'injection iodée pratiquée dans les séreuses, dit M. Boinet, dans un ouvrage que nous avons déjà cité [1], c'est qu'elle ne détermine pas d'inflammation suppurative, si elle n'est pas caustique ; et que les phénomènes qu'elle y produit sont différents suivant que l'injection est plus ou moins concentrée ; que dans le premier cas, elle fait naître un travail qui amène des adhérences plus ou moins étendues entre les surfaces séreuses ; que dans le second

---

1 Page 71.

elle produit un changement du mode anormal de vitalité de l'exhalation et de la résorption des membranes séreuses, en ce sens que l'inflammation ou l'irritation causée par l'injection iodée a rétabli l'équilibre rompu entre ces deux fonctions, modifié les surfaces séreuses, et ramené la santé dans les parties malades. L'action de l'iode, dans ces circonstances, se limite à activer, à ranimer ses fonctions absorbantes et à provoquer ainsi la résorption des épanchements séreux. Cette action est spéciale, spécifique pour ainsi dire. Mais si l'injection est plus concentrée, l'inflammation peut alors dépasser les bornes qu'on veut lui donner. Le liquide sécrété change de nature, il devient plus plastique; c'est une lymphe coagulable, une matière gélatineuse, comme une sorte de gelée, qui réunit et agglutine. Cette matière, si l'inflammation a encore plus d'intensité, peut se transformer en cellules, en brides, qui peuvent former des adhérences. »

Cette action multiple de la teinture d'iode, que nous verrons dans un instant utilisée dans les affections les plus diverses, tient — on n'en peut plus douter aujourd'hui, — à la nature même du métalloïde. Mais l'époque n'est pas bien éloignée où le précieux médicament fut combattu à outrance par quelques savants, qui ne voulaient en voir que les inconvénients : et ne pouvant nier les succès opérés chaque jour, on attribua, peut-être avec mauvaise foi, les heureux effets obtenus à l'alcool, qui sert de véhicule à l'iode. Avons-nous besoin de dire que l'expérience a démontré depuis longtemps le vide d'une pareille argumentation ?

Ce n'est pas seulement, en effet, la teinture alcoolique ; mais toutes les substances iodées, pommades, teinture aqueuse, etc. ont produit toujours un résultat identique. Attribuera-t-on à l'axonge ou à l'eau l'action produite sur la peau ou sur les muqueuses ? — Quant à l'iodisme, nous avons dit combien peu il était à redouter ici, et on peut tronver les raisons de cette absence de danger dans l'anatomie pathologique des abcès, des fistules, des kystes, etc. Toutes ces cavités sont revêtues d'une fausse membrane ; derrière cette fausse membrane, il existe une couche plus ou moins épaisse de lymphe plastique infiltrée dans le tissu cellulaire, qui s'oppose à une absorption active, et plus le médicament sera actif, plus l'inflammation sera violente, et l'on sait que rien ne rend dur et imperméable le tissu cellulaire, comme l'inflammation.

Nous retrouvons le même phénomène dans les séreuses, tout en convenant cependant que l'absorption pourra s'y produire plus facilement. Et pourtant de quelle rareté ne sont pas ces accidents, si on les compare au nombre infini de maladies traitées par ce moyen !

Je dirai presque qu'il n'est pas une cavité normale ou accidentelle, séreuse ou muqueuse, superficielle ou profonde, contre laquelle on n'ait préconisé les injections iodées. Nous ne serons pas sous ce rapport aussi absolus que M. Boinet ; mais nous citerons, autant que nous le pourrons, les nombreuses expériences tentées à ce sujet, en passant toutefois sous silence ce qui a trait à la pathologie médicale.

Injections iodées dans les cavités séreuses. En présence de l'hydrocéphalie, et de l'hydrorachis, ces deux affections fatales qui condamnent infailliblement le sujet qui en est atteint à une existence malheureuse, et à une mort prématurée, on s'est demandé s'il n'y avait pas lieu de tenter contre une affection incurable un moyen héroïque. Car, dit M. Boinet, « si, en médecine et en chirurgie, on peut nuire en agissant, on peut également nuire en n'agissant pas [1]. »

Nous n'avons pas besoin de faire ressortir ici la gravité de cette opération ; Delpech, Boyer, Dupuytren, Breschet ont

[1]. *Loc. cit.*

proscrit d'une manière formelle la ponction dans l'hydrocéphalie,
en s'appuyant sur la crainte, fondée d'ailleurs sur des faits, de voir
se développer une méningite, et c'est à peine si quelques cas,
peut-être contestables, sont venus donner gain de cause aux
opérateurs.

« La ponction dans l'hydrorachis, dit Nélaton[1], a fait
périr les opérés de Ruisch, de Solymann, de Pling-Hazes,
Berndt. Breschet ne l'a jamais vue réussir. Elle a été pratiquée
un très-grand nombre de fois sur les mêmes individus, et la
terminaison par la mort a toujours été la suite de cette opération. »
— « Au cas cependant, ajoute M. Malgaigne[2], où l'accrois-
sement rapide de la tumeur menacerait prochainement la vie du
sujet, nous pensons, comme dans l'hydrocéphalie, qu'il est
permis de tenter quelque chose, et la ressource la moins péril-
leuse serait manifestement la ponction. » Ainsi donc la ponction,
et la ponction seule est un pis-aller qui amène la mort dans la
presque totalité des cas...

Cette sentence de deux savants maîtres suffirait peut-être
pour arrêter tout nouvel essai, si plusieurs chirurgiens, qui
partagent avec eux la haute considération acquise par la chirurgie française, n'avaient tenté le moyen préconisé par M.
Boinet.

Une seule observation d'hydrocéphalie traitée par les injections
iodées est, croyons-nous, connue dans la science[3]. Elle est
due à M Brainard qui en fit l'objet d'une intéressante communication à la société de chirurgie (1849). Le résultat fut fatal,
ainsi qu'on devait s'y attendre.

Le même auteur a publié trois observations d'hydrorachis que
M. Boinet rapporte à côté de trois autres observations du même
genre ; dans le premier cas, il y eut guérison.

---

1 *Eléments de pathologie chirurgicale*, t. 2.
2 *Bulletin de thérapeutique*, 1840.
3 *Gazette des hôpitaux*, 1849.

Le second fait fut moins heureux , et par son insuccès devait suffire pour décourager M. Brainard. Nous ne voyons pas cependant que ce résultat l'ait arrêté et l'observation suivante est citée comme un succès : l'enfant vécut sept mois ! Admettonsnous aussi avec lui que sa troisième observation indique l'innocuité de ces injections ? Le petit malade mourut sept semaines après l'opération.

Il est enfin deux autres faits qui ont pour eux l'autorité du nom de M. Velpeau [1] et dans lesquels il y eut guérison. Ce résultat de trois sur six, M. Boinet s'en trouve satisfait [2] et dit : « Nous concluons des faits ci-dessus mentionnés, quoique encore peu nombreux , que les injections faites avec les précautions nécessaires sont non seulement innocentes, mais très- efficaces dans le traitement du spina-bifida , lorsqu'il n'est pas compliqué de vice de conformation grave du rachis , ou d'hydrocéphale. Nous ajoutons qu'elles doivent encore être essayées dans cette dernière affection lorsque l'hydropisie ne siège pas dans les ventricules cérébraux et que la substance encéphalique n'a pas subi d'altération grave dans sa texture. »

Si nous osions donner notre opinion après celle du savant chirurgien , et discuter une question que M. Chassaignac traita jadis avec tant de talent et de supériorité, en concluant pour l'opération, nous dirions que nous n'avons pas pour l'action la même propension que les auteurs que nous venons de citer. Dans l'hydrocéphalie , comme dans l'hydrorachis , nous suivrons les idées de Nélaton , et les conseils de l'expérience ; nous n'userons pas d'un moyen que quinze années ont déjà fait oublier de la plupart des praticiens , et nous réserverons les injections iodées pour les cas où la pratique de chaque jour vient montrer leur efficacité.

1. *Bulletin général de thérapeutique* , 1853 et 1854.
2. *Loc. cit.*

Nous les emploierons dans l'hydrocèle, et, comme M. Velpeau, nous traiterons par cette méthode les hydrocèles enkystées du cordon, les hydrocèles doubles, multiples, anciennes ou récentes, congénitales, etc. etc. Nous n'hésiterons même pas à les employer lorsque l'épanchement dans la tunique vaginale sera compliqué d'engorgements, de tubercules du testicule, ou de l'épidydime, les recherches et les expériences du chirurgien de la Charité, de Vidal de Cassis, Serre (de Montpellier), démontrant que les injections agissent alors comme résolutifs.

Que doit-on penser des injections dans les sacs herniaires, que quelques médecins, et entr'autres M. Jobert de Lamballe, ont employées pour obtenir la cure radicale des hernies ?

Malgré quelques succès obtenus par ce chirurgien, M. Velpeau, M. Abeille, nous déclarons que nous ne croyons pas, en thèse générale, à la possibilité de la guérison des hernies par les injections iodées, et sans révoquer en doute les faits cités par ces savants, nous dirons que dans la grande majorité des cas on obtiendra l'oblitération du sac herniaire. Obtiendra-t-on l'oblitération du canal inguinal ou crural? Et n'est-ce pas là le point important? — Ici encore les faits n'ont pas répondu aux espérances qu'avaient données les observations de M. Jobert, et les injections iodées n'ont pas été admises dans la pratique pour la cure radicale des hernies.

Nous en dirons autant pour l'orchite et l'épidydimite, affections que le même chirurgien a essayé de traiter de la même manière. On a trouvé fort inutile de changer le traitement si simple de ces maladies, en substituant à la méthode admise jusque-là un manuel opératoire qui accompagne les moindres opérations, et dont le moins grave inconvénient est d'effrayer le malade. La ponction du testicule est-elle d'ailleurs sans danger?

Guidés par les succès obtenus à l'aide des injections dans la tunique vaginale, les chirurgiens et les vétérinaires voulurent bjentôt employer ces mêmes injections dans toutes *les cavités closes naturelles ou accidentelles*. Boyer avait dit : « L'injection d'un liquide irritant dans une articulation atteinte d'hydarthrose expose à des accidents si graves que la vie des malades en est fortement compromise, et qu'elle conduit souvent à la nécessité de l'amputation. »

Malgré un anathème aussi formel contre toute tentative de ce genre, Velpeau et Bonnet, de Lyon, ne craignirent pas d'employer les injections iodées. On sait quel a été le résultat de cette tentative hardie confirmée par l'expérience et que M. Leblanc, vétérinaire distingué, a démontré d'une manière parfaite en 1847 par des essais sur les chevaux.

Les insuccès ont été rares et l'opération a réussi toutes les fois que l'hydarthrose n'était pas extrêmement ancienne ; lorsqu'elle n'était compliquée ni d'induration des parties molles extérieures à la synoviale, ni d'altération des cartilages. Bien plus, la guérison a toujours été obtenue sans ankylose. Dans le principe, on supposait que l'iode guérissait en provoquant une inflammation adhésive, mais de nouvelles recherches faites par M. Hutin démontrent qu'ici, comme dans l'hydrocèle, l'inflammation adhésive fait le plus souvent défaut, et que les injections iodées n'agissent qu'en modifiant la synoviale d'une manière toute spécifique.

Ajoutons que pour empêcher la pénétration de l'air dans la cavité articulaire, on a recours ordinairement à la méthode sous-cutanée. Car le chirurgien ne devra pas oublier que l'ouverture des articulations est toujours dangereuse. En effet l'observation clinique à démontré qu'une fois établie dans les articulations, l'inflammation purulente compromet souvent la vie, d'autres fois elle nécessite l'amputation ; dans les cas les plus heureux, d'après M. Velpeau, elle produit une ankylose. Hâtons-nous de dire qu'il ne nous a jamais été donné de voir la ponction sous-cutanée suivie d'injection iodée amener ces funestes résultats.

Dès injections dans les cavités séreuses naturelles au traitement des *bourses muqueuses*, *des kystes*, il n'y avait qu'un pas. Ce fut encore M. Velpeau qui le fit.

Nous savons en effet que l'on a recours avec succès aux injections iodées contre toutes les collections composées d'un liquide purulent, séreux, hématique, quel que soit d'ailleurs le point du tissu cellulaire où s'est formée la poche, pourvu qu'il soit accessible au chirurgien.

Les kystes du sein, de l'orbite, de la glande thyroïde, du cou, les hygromas, la grenouillette, etc. sont journellement traités par la même méthode. Mais il n'est peut-être pas d'affection où l'injection iodée ait été employée avec plus de succès que dans les kystes hydatiques du foie, les abcès du même organe; et c'est à peine, au moment où nous écrivons, c'est à peine si l'intéressante discussion, qui a démontré d'une manière si péremptoire tout le bien de cette méthode, s'achève à la Société de Chirurgie. Sans vouloir décrire ici cette opération, rappelons qu'elle exige deux temps principaux : 1° Ponctionner et provoquer des adhérences; 2° Injecter la teinture d'iode. Le second temps ne doit être pratiqué qu'à quelques jours d'intervalle, pour laisser à la sonde à demeure le temps de provoquer ces adhérences, à moins que l'on ne préfère employer le procédé de Récamier, par les caustiques.

C'est la même méthode encore que nous retrouverions dans la cure radicale des kystes de l'ovaire, si depuis deux ans une opération repoussée naguère avec horreur par nos maîtres, l'ovariotomie, n'avait presque effacé par ses succès l'importance des injections iodées dans cette affection; si Nélaton, Kœberlé, Backer-Brown n'avaient succédé à Boinet, qui, le premier, proposa les injections de teinture d'iode dans les kystes ovariques [1].

---

1. Mémoire couronné par l'Académie des Sciences, *Gazette médicale de Paris*, 1851.

Citons encore les kystes du sinus maxillaire et passons à une autre variété d'affections, dans laquelle l'iodothérapie n'est ni moins usitée, ni moins précieuse, les cavités suppuratives.

Dans la cure *des abcès aigus ou chroniques*, dans celle surtout des abcès par congestion, nous retrouvons encore le zélé propagateur de l'iode. L'usage des injections était à peu près borné aux maladies que nous venons d'énumérer lorsque l'idée vint à M. Boinet de les appliquer dans des cavités pathologiques de toute autre nature, dans les abcès de toute espèce, dans tous les cas où il y aurait une inflammation suppurative ou non à combattre ou à modifier, etc. On sait s'il réussit.

Bientôt il applique sa méthode à toutes les fistules, et particulièrement aux fistules à l'anus; il démontre pour ce dernier cas que cette manière d'agir a sur l'incision l'avantage de guérir avec moins de dangers et d'inconvénients; ainsi elle n'empêche pas le malade de vaquer à ses occupations; elle épargne des pansements douloureux; enfin si elle échoue, elle n'aggrave jamais la position des malades. « Il parait donc rationnel, dit Trousseau[2], de la mettre en usage avant de recourir à l'instrument tranchant. »

Nous voudrions, dans une question d'un si haut intérêt, suivre pas à pas les progrès de l'iodothérapie, montrer son importance et ses succès dans toutes les affections que nous venons de mentionner, et, avec M. Boinet pour guide, démontrer l'influence incontestable de cette découverte de la chimie sur les progrès de la chirurgie. Mais nous sentons qu'un pareil travail serait déplacé ici, et nous en appelons aux faits de la pratique chirurgicale qui démontrent d'une manière si probante l'efficacité des injections iodées non plus seulement dans les séreuses, ou les muqueuses, non plus dans les abcès, mais dans la carie et la nécrose elles-mêmes. L'injection iodée hâte le travail d'éli-

---

1. *Loc. cit.*, p. 310.

mination des portions nécrosées ; il hâte le travail d'élimination ,
il hâte aussi le travail de réparation , et sous ce rapport là l'injection iodée participe un peu de la propriété que nous avons
constatée dans le drainage chirurgical.

Entre ces deux méthodes si précieuses l'esprit du chirurgien
pourrait hésiter sur le choix à faire. Quel sera le criterium qui
servira à le guider dans son incertitude ?

M. Chassaignac, dans son remarquable ouvrage , pose la pro-
position suivante : « Toutes les fois qu'une maladie peut être
guérie par plusieurs moyens dont les uns amènent la suppuration,
tandis que les autres ne la produisent pas , il faut toujours préférer ces derniers [1]. » C'est-à-dire que l'inventeur du drainage
reconnaît avec bonne foi la supériorité des injections iodées dans
les collections liquides non suppurantes, comme les kystes ou les
hydropisies, où il serait fort inutile de faire naître la suppuration. Par contre il croit à la supériorité du drainage dans les
affections suppuratives.

Nous ne pouvons nous empêcher de dire que M. Chassaignac
est ici trop absolu, et que l'inspiration du moment , — si on
veut nous permettre de désigner ainsi ce quelque chose qui
conduit le chirurgien à choisir telle ou telle méthode plutôt que
telle autre , — la nature du foyer purulent ou du pus , etc. etc.,
sont autant de circonstances qui doivent peser d'un grand poids
dans la balance. Et M. Chassaignac n'hésiterait pas s'il se
trouvait en présence d'un pus fétide qu'il faudrait à tout prix
purifier [2]. Peut-être en pareil cas joindrait-il le drainage à
l'injection iodée. Nous ne pouvons nier que nous ne verrions là

---

1. *Loc. cit.*

2. L'iode n'est pas le seul désinfectant employé dans le pansement des plaies. Nous pouvons citer ici le brôme, qui se rapproche tant par tous ses caractères du métalloïde que nous
étudions en ce moment. Andral, J. Fournet, Puche , etc., l'ont employé dans tous les
cas où l'iode était indiqué ; mais on a constaté qu'il était plus irritant et plus vénéneux que
l'iode ; aussi est-il aujourd'hui à peu près abandonné.

Les solutions chlorées, les solutions d'hypochlorites de soude ou d'alumine ont été aussi
tour à tour vantées pour chasser l'odeur infecte qui s'exhale de certains ulcères, de certaines

rien que de très-rationnel, et qu'il est fort possible qu'en pareil cas nous agissions de même.

plaies, et qui non-seulement est nuisible au malade, mais, dans nos hôpitaux, est du plus grave inconvénient..

L'alcool, l'acide phénique sont aussi assez usités; nous avons vu employer avec avantage la poudre de coaltar, qui agit non-seulement par son action chimique et par des aromates qui masquent les mauvaises odeurs, mais surtout par sa propriété d'absorber les gaz et les liquides qui s'exhalent de la plaie. La poudre de coaltar se compose de cent parties de plâtre fin pour une ou deux de coaltar ou goudron de houille. Le goudron de houille contient à la fois, d'après l'analyse qu'en a fait Runge :

1º *Des corps acides :* acide phénique, rosolique, brunolique ;

2º *Des corps alcalins :* ammoniaque, aniline, picoline, quinoléine et pyrol ;

3º *Des corps neutres :* toluène, cumène, benzine, naphtaline et para-naphtaline.

On comprend que, quelle que soit l'importance de ces désinfectants, ils ne peuvent jamais suppléer la teinture d'iode dans le pansement des foyers profonds, et si nous les citons, c'est en quelque sorte pour établir un parallèle qui est tout à l'avantage de ce métalloïde.

En est-il de même du permanganate de potasse, que M. Demarquay utilise d'une manière si rationnelle, et auquel nous ne pouvons nous dispenser de consacrer quelques lignes ?

Le permanganate de potasse, connu depuis longtemps des chimistes, s'obtient par la calcination du peroxyde de manganèse avec le nitrate ou le chlorate de potasse. Les chirurgiens anglais l'employaient déjà depuis longtemps lorsque M. Demarquay, à la suite d'un voyage à Londres, eut l'idée d'expérimenter ce corps dans son service de la Maison municipale de santé. De nombreuses expériences ont parfaitement démontré sa valeur ; on l'emploie à l'état liquide, ce qui permet de l'appliquer très-facilement.

Le permanganate de potasse est un anti-putride qui neutralise la fermentation putride, enlève la mauvaise odeur du pus instantanément, et les expériences chimiques sont d'ailleurs parfaitement d'accord avec les faits cliniques. « J'ai recueilli dans deux flacons à large ouverture 100 grammes de pus infect, raconte, dans la *Gazette des hôpitaux* du 4 juin 1863, M. Sicard, interne en pharmacie. L'un des flacons a été additionné de 50 grammes de permanganate pur ; cette petite quantité a suffi pour enlever complètement la mauvaise odeur. Le mélange de permanganate et de pus se fait sans apparence de coagulation, en agitant avec une baguette. Le liquide prend une teinte acajou foncée. Nous avons constaté que ce mélange, quoique exposé à l'air, à la température ordinaire, n'avait contracté aucune mauvaise odeur ; sa réaction était alcaline au papier de tournesol et ne renfermait aucune trace d'ammoniaque. Ce mélange est resté quinze jours dans une stabilité absolue ; aucun signe de fermentation n'a eu lieu. ..

» Le second flacon, placé comparativement dans les mêmes circonstances, sans y ajouter de permanganate, avait, au bout de vingt heures, une odeur insupportable et une alcalinité prononcée. Le papier de sous-acétate de plomb décéla la présence de l'acide sulfhydrique. »

M. Demarquay a utilisé avec avantage cette composition dans les cancers cutanés, les cancers utérins, les abcès profonds et gangréneux ; dans les plaies superficielles, en contact avec le pus infect, dans l'ozène, partout enfin où son action désinfectante pouvait avoir un bon effet.

Les solutions dont il fait usage sont préparées dans les proportions de 5 à 25 parties de sel pour 100 d'eau.

Nous ne croyons pas, bien que nous ne puissions encore nous prononcer d'une manière absolue sur un corps encore peu connu, nous ne croyons pas que le permanganate de potasse puisse soutenir une comparaison entière avec l'iode. Les propriétés désinfectantes du premier sont peut-être plus énergiques. Mais trouvera-t-on en lui cette action si diverse que nous avons essayée de démontrer dans l'iode ? nous ne l'espérons pas. Toutefois il faut attendre pou porrte un jugement définitif.

Mais là ne se bornent pas les applications chirurgicales de l'iode ; en décrivant les effets de l'application topique de cette substance, nous avons déjà montré l'influence qu'elle pouvait avoir dans un grand nombre de maladies.

Le but est d'appeler à l'extérieur l'inflammation qui siége à l'intérieur, de permettre l'absorption d'une certaine quantité d'iode, et enfin souvent de modifier les surfaces suppurantes, ou les plaies de mauvaise nature, en agissant de la même manière que dans les foyers profonds. L'iode peut donc agir ici comme substitutif, comme résolutif, et comme antiseptique.

Un pinceau, un tampon de charpie, une petite éponge fixée à un manche servent à pratiquer ces badigeonnages sur les parties où l'on désire les appliquer. La solution iodée varie suivant le plus ou moins de causticité que l'on veut donner au médicament. Tantôt on fera usage de la solution employée dans les injections, c'est-à-dire :

> Teinture d'iode. . . . 150 grammes.
> Iodure de potassium. . . 4 grammes.
> Eau distillée. . . . . 150 grammes.

Plus fréquemment on se servira d'une des trois formules suivantes :

> 1° Teinture d'iode du codex. . 100 grammes.
> Iodure de potassium. . . . 4 grammes.
>
> 2° Teinture d'iode. . . . . 100 grammes.
> Iodure de potassium. } aâ 10 grammes.
> Iode métallique. . . }
>
> 3° Teinture d'iode. . . . . 50 grammes.
> Iodure de potassium. } aâ 25 grammes.
> Iode métallique. . . }

Cette dernière a des propriétés caustiques assez énergiques [1].

Dans les plaies, les ulcères, les inflammations virulentes la teinture d'iode agira de la même manière que dans les cavités closes. Nous n'avons pas à y revenir.

Mais l'iode s'emploie encore comme fondant, pour nous servir de l'expression par laquelle on désignait autrefois les substances résolutives. La teinture d'iode, et mieux les pommades iodurées ont été employées avec le plus grand succès contre un très-grand nombre d'affections, et il faut même dire que son emploi comme topique dans le traitement de l'hydrocèle a précédé de quelques jours les injections iodées.

L'hydarthose, les ophthalmies, les tumeurs de nature scrofuleuse ou syphilitique ont été traitées par l'iode, et l'on sait le rôle que jouent désormais en syphiliographie les substances iodurées.

On a même été plus loin encore et l'on a voulu essayer le précieux remède contre les tumeurs cancéreuses. Nous savons malheureusement que la résolution de ces tumeurs n'est possible qu'autant qu'elles ne sont pas dégénérées, et qu'il n'existe pas de diathèse. Les préparations iodurées ont échoué contre cette maladie que le couteau du chirurgien est si souvent impuissant à arrêter, et il ne faut pas croire avec trop de confiance les quelques faits rapportés dans la science. S'il y a eu amelioration, c'est qu'autour de la tumeur cancéreuse, il y avait inflammation

---

1. Nous avons à dessein passé le brôme sous silence ; nous en faisons autant de l'iodoforme, non pas, parceque, de même que le brôme, il n'a pas tenu les promesses du début, mais parce qu'il n'est pas assez connu.

MM. Moretin et Humbert reconnaissent à l'iodoforme toutes les propriétés de l'iode, sans en avoir les inconvénients ; en outre il aurait des propriétés spéciales, calmantes ; ce serait un anesthésique local assez énergique que M. Bouchardat a utilisé d'une manière fort ingénieuse dans le ténesme rectal, la fissure à l'anus, les hémorrhoïdes, etc. Les suppositoires qu'il en a formés avec le beurre de cacao exercent sur les sphincters un effet tel que le malade n'a plus le sentiment de la défécation.

On obtient l'iodoforme par le mélange de l'iode et du bicarbonate de potasse dans l'eau alcoolisée et portée à un certain degré de température. Le temps seul nous dira ce que vaut l'iodoforme.

chronique du tissu cellulaire ; l'iode a fait alors ce que fait l'électricité dans l'adénite cervicale scrofuleuse ; il a fait disparaître l'inflammation ; mais il laisse le mal.

Ne lui en voulons pas trop de cet insuccès ; car il a déjà beaucoup fait pour la thérapeutique, et fera encore beaucoup, n'en doutons pas.

Grâce à ses propriétés antiseptiques et résolutives si bien constatées par une expérience de quarante années, l'iode sera nécessairement indiqué toutes les fois qu'il s'agira d'assainir une plaie de mauvaise nature, une surface suppurante de mauvais caractère, toutes les fois qu'il s'agira de modifier une sécrétion vicieuse, de résoudre une phlegmasie chronique ou qui sera jusque-là restée rebelle à l'action des médicaments.

Quel que soit le siége de la lésion, superficiel ou profond ; qu'elle se trouve à la surface du tégument, ou dans les parties les plus profondes des muqueuses ; qu'elle soit située au point le plus caché d'une cavité séreuse, d'une synoviale, du tissu cellulaire, etc. etc... peu importe ! le chirurgien sera autorisé à tout espérer de l'action de l'iode ou de ses composés, pour peu que cette lésion soit le moins du monde accessible à l'action topique de cet héroïque médicament.

Qui aurait prévu, lorsque Coindet introduisit l'usage des préparations iodées en thérapeutique pour combattre le goître, tout le parti que l'art médical tirerait de ce nouvel agent ?

III.

PERCHLORURE DE FER.

Son action chimique sur le sang. — Son usage.

Il y a peu d'années encore les chlorures de fer étaient à peine connus ; à peine si l'on se rappelait qu'ils entraient dans la composition de *l'élixir d'or* tant vanté vers 1728. Le codex

publié en 1837 est le premier qui ait fait connaître les procédés
mis en usage par Trommsdorff, dès l'année 1803, pour la préparation du perchlorure de fer. Depuis lors ce sel précieux,
étudié et mieux connu, a pu être apprécié et rendre d'importants
services à la chirurgie.

Le perchlorure de fer possède en effet une action toute chimique sur le sang, action qui consiste à coaguler le liquide, en
se combinant chimiquement avec l'albumine qu'il contient à
l'état normal, pour former un corps nouveau, le *chloro-ferrate
d'albumine.*

On a agi tour à tour sur une colonne sanguine emprisonnée
entre deux compressions sur les artères des animaux ; sur le
sang de l'homme au moment où il s'échappe de la veine, sur le
sang défibriné par le battage ou sur le sérum résultant d'une
saignée ordinaire, et chaque fois on a obtenu des résultats à
peu près identiques. Nous disons à peu près, car un pharmacien
distingué de Lyon auquel on doit de savants travaux sur le perchlorure de fer, M. Burin du Buisson [1], a cru remarquer que la
fibrine donne un peu plus de consistance au caillot, et que la
défibrination du sang empêche un peu la rapidité de la coagulation.

Celle-ci est si active que si l'on verse cinq ou six gouttes de
perchlorure à 30° dans un centilitre de sérum, et qu'on agite
un peu le mélange, le liquide se prend au bout de trente se-
condes environ en une masse demi transparente, de couleur jaunâtre et assez solide pour qu'un de ces bâtons de verre dont
on fait usage dans les laboratoires de chimie, implanté dedans,
puisse rester debout. Si on laisse reposer le mélange, on voit
au bout de trois heures environ la masse sanguine s'affaisser sur
elle-même et acquérir une consistance plus considérable encore.
Chose extraordinaire ! un excès de perchlorure de fer ramollit

1. *Gazette médicale de Lyon*, 1853, t. V.

et dissout le caillot sanguin, circonstance que l'on ne doit pas perdre de vue ; l'importance de cette question au point de vue des injections coagulantes nous autorise à nous arrêter ici sur un sujet que nous trouvons d'ailleurs parfaitement traité par M. Broca [1].

Si on laisse tomber dans un vase qui renferme du sang défibriné par le battage quelques gouttes de perchlorure de fer à 30°, il n'y a pas mélange des deux liquides ; la solution de sel tombe au fond du vase, et au bout de cinq ou six minutes on ne voit aucune trace apparente de coagulation ; mais si on décante on trouve au fond du vase une masse solide noire, surmontée de petits prismes de même nature, posés perpendiculairement sur le caillot principal, et qui ont été formés par chaque goutte de liquide en tombant au fond du vase.

Du reste, le volume des caillots devient d'autant plus considérable que la solution employée est moins concentrée, puisque celle-ci se mêle avec le sang d'une manière plus intime.

Mais jamais on n'obtiendra une coagulation complète de la masse sanguine, si par un battage continuel on ne met pas en contact chaque goutte, chaque molécule de sang avec la solution de perchlorure de fer. En agissant ainsi on n'obtiendra plus un caillot régulier, d'un volume fixe, d'une consistance uniforme. Le nombre, le degré de concentration des gouttes de perchlorure employées, la quantité de sang sur laquelle on opère feront varier chaque fois la consistance et le volume de la masse coagulée.

M. Broca [2] a établi que dix gouttes de perchlorure à 45° ; quatorze à 30°, vingt à 15-16-17-18-19 ou 20° donnent un résultat identique pour un centilitre de sang défibriné.

Le coagulum obtenu, après avoir passé du rouge au brun,

1. *Des anévrysmes et de leur traitement*, Paris, 1856. Labé.
2.   *Ibid.*, p. 395.

prend bientôt la couleur marc de café, et durcit d'une manièi
excessive. Au-dessous de ces proportions, la coagulation obtenue
est beaucoup moins solide. Et dès qu'on arrive à vingt gouttes
de perchlorure à 45°; à trente-cinq gouttes de perchlorure à 30°
ou à quarante-cinq gouttes de perchlorure à 15°, le caillot
commence à se ramollir, et le ramollissement devient plus considérable au fur et à mesure qu'on élève les doses.

Les résultats obtenus sont un peu différents si au lieu d'agiter
le liquide avec une baguette de verre, on se contente d'imprimer des mouvements au vase. Le sel produit aussitôt autour de
lui un petit caillot qui s'accroît graduellement, mais n'envahit
jamais toute la masse sanguine. Le coagulum qui a entouré tout
d'abord le perchlorure de fer empêche son action sur les couches
extérieures ; et cela est si vrai que si au bout de plusieurs heures
on brise le caillot et qu'on agite la masse liquide, le sang se
coagule aussitôt. Et si nous insistons sur des détails qui peuvent
paraître des hors-d'œuvre ici, c'est que nous verrons bientôt
que d'éminents praticiens ont tiré de ces faits des déductions
fort importantes.

Tels sont les effets produits par le perchlorure de fer sur le
sang à l'air libre, le sang extravasé. Un mot des résultats obtenus sur le sang contenu dans les vaisseaux, et en particulier
sur les artères : ces phénomènes sont relatifs à l'action exercée
par le perchlorure de fer sur les parois des vaisseaux, et sur le
sang lui-même.

MM. Giraldès et Goubaux ont essayé tour-à-tour, à l'École
vétérinaire d'Alfort [1] les injections à divers degrés de concentration, et sont arrivés à ce résultat, facile à concevoir, que le
contact du perchlorure de fer produit sur les artères des lésions
d'autant plus profondes que le liquide est plus concentré.

Dans une première série d'expériences, les chevaux qui firent

1. *Bulletins de la Société de chirurgie*, 19 avril 1854, t. IV. *Gazette hebdomadaire*, 1854.

le sujet de l'observation, furent sacrifiés une heure après l'injection poussée dans les carotides.

La solution de perchlorure de fer à 49° produit une désorganisation assez complète pour qu'on trouve la tunique interne, la tunique moyenne et même une partie de la tunique externe amincie, raccornie, comme tannée; elles ont pris une teinte jaunâtre et le moindre effort suffit pour les déchirer ou les casser.

A 30° la tunique externe est saine; la moyenne, quoique colorée en jaune, conserve encore son élasticité et sa souplesse. Enfin seule la tunique interne est détruite.

Seule elle est altérée si la solution est à 15°.

Cette expérience n'était qu'un début, qu'un essai, et les expérimentateurs, après avoir laissé vivre pendant plusieurs jours les sujets de leurs observations, arrivèrent à des résultats plus nets et surtout d'une plus grande importance au point de vue de la chirurgie humaine

L'injection à 49° avait produit la désorganisation, le ramollissement, la décomposition, l'élimination même des tuniques artérielles; et la chute des parties sphacélées s'accompagnait ordinairement d'hémorrhagie.

Bien différent était le résultat lorsque la solution était comprise entre 15 et 30°, il y avait alors hypertrophie des parois artérielles. La tunique moyenne épaissie et légèrement ramollie avait contracté avec le caillot des adhérences d'une solidité extrême; la tunique celluleuse, qui s'épaissit aussi, se vascularise et s'infiltre d'une substance gélatineuse, qui peut s'étendre assez loin sur le trajet artériel. Elle forme ainsi une sorte de virole plastique qui, persistant plusieurs jours avant de se résorber, protège pendant les premiers temps le caillot sanguin.

Celui-ci, quelques minutes après l'injection se présente sous la forme d'un magma noirâtre, dur, friable, facilement réductible par la pression des doigts en une matière qui rappelle assez bien par son aspect grumeleux le marc de café. Ce magma, véritable caillot chimique en tout semblable à celui qu'on obtient avec le sang retiré des vaisseaux, est désigné par MM. Giraldès et Goubaux sous le nom de *caillot primitif*. Peu de temps après, en effet, des *caillots secondaires*, solides, presque entièrement fibrineux se déposent au-dessus et au-dessous du premier. Ils adhèrent d'une manière très-solide à la membrane interne. Enfin tous entièrement formées après l'injection, ils arrêtent la circulation d'une manière complète et définitive.

C'est alors que commence dans le vaisseau le travail d'*enkystement* pour nous servir de l'expression des expérimentateurs. Au bout de quelques jours, il se forme une séparation complète entre les deux ordres de caillots, et le caillot primitif s'isole dans une sorte de cavité close de toutes parts.

Cependant les caillots secondaires, fibrineux, organisables, adhèrent intimement à l'artère, se condensent et forment au-dessus et au-dessous du caillot chimique un cordon plein et solide qui augmente chaque jour de dureté à mesure qu'il diminue de volume.

Le caillot chimique suit en quelque sorte une marche inverse, bien que les résultats constatés soient variables. Tantôt il se ramollit, tantôt il se résorbe, ainsi que Pravaz[1] l'a observé sur un mouton sacrifié deux mois et demi après l'injection ; tantôt enfin il se condense en s'affaissant, se décolore et s'enkyste dans les parois de l'artère.

Enfin MM. Giraldès et Goubaux ont été conduits par de consciencieuses études, sur lesquelles nous regrettons de ne pouvoir nous arrêter plus longtemps, à poser les conclusions suivantes, qu'un chirurgien prudent ne devra jamais perdre de vue ; car elles résument les données de la science à l'égard du perchlorure de fer.

« 1° Le perchlorure de fer à 45° et 46° (Baumé) ne doit

---

1 *Bulletins de la Société de chirurgie*, 1853, t. III, p. 530.

jamais être employé soit dans le traitement des anévrysmes, soit dans le traitement des tumeurs érectiles, son usage pouvant être suivi d'accidents graves;

» 2° Le perchlorure de fer à 30° ou mieux à 20° peut être employé dans le traitement des anévrysmes et des tumeurs érectiles veineuses et artérielles;

» 3° Le perchlorure de fer à 30° peut être employé dans les kystes hématodes;

» 4° Le perchlorure de fer à 30° et à 45° peut être employé comme modificateur des plaies en suppuration.

» 5° Enfin le perchlorure de fer à 45° et à 49° peut être employé avec avantage pour arrêter les hémorrhagies en nappe après les opérations, ou les hémorrhagies secondaires après les amputations. »

On voit par ces conclusions que les usages du perchlorure de fer sont nombreux et importants. Nous dirons quelques mots de ses principales applications.

Dans un mémoire présenté à l'Académie des Sciences, en 1853, M. Pétrequin a spécifié un grand nombre de cas dans lesquels le perchlorure de fer est utilement employé à l'extérieur. Un des plus importants est sans contredit le traitement des hémorrhagies en nappe. Il suffit pour arrêter l'écoulement du sang d'appliquer sur la plaie lavée auparavant avec de l'eau froide une compresse ou un tampon de charpie imbibée d'un mélange d'eau et de perchlorure dans une proportion d'une cuillerée à café de solution saline pour un verre d'eau. Au besoin, on augmentera la proportion, et il sera même nécessaire, dans quelques cas, de se servir de la solution pure. Ce moyen réussira encore lorsque les piqûres de sangsues donneront lieu à des écoulements abondants et qui ont résisté jusquelà aux autres hémostatiques; nous en dirons autant des épistaxis et des hémorrhagies dentaires abondantes

Toutefois nous ne devons pas cacher que nous avons pour ce

moyen une certaine répugnance; nous reconnaissons et nous disons bien haut l'efficacité du perchlorure de fer comme hémostatique ; c'est un précieux agent que souvent rien ne pourra remplacer. Mais il a aussi de graves inconvénients dans les plaies récentes. Son infiltration dans le tissu cellulaire sous-cutané est souvent le point de départ de phlegmons, de fusées purulentes, etc., accidents qui, sérieux par eux-mêmes, viennent encore augmenter la gravité des plaies qu'ils compliquent par leur présence. Aussi n'est-ce qu'avec une certaine défiance que nous userons de ce moyen. Ajoutons que sa propriété de dissoudre par un excès les précipités qu'il a formés, est parfois fort nuisible, et nous préférons de beaucoup sous ce rapport le persulfate de fer, bien qu'il soit peu employé.

Mais le perchlorure de fer trouvait une application plus importante encore dans la cure des tumeurs du système vasculaire et surtout des *anévrysmes.*

Dès le commencement de ce siècle, Monteggia, chirurgien italien, avait indiqué d'une manière formelle la possibilité de guérir les anévrysmes par les injections d'alcool, de sous-acétate de plomb, de tannin, etc.; mais ses idées, qu'il ne semble pas avoir jamais mises à exécution, furent sans aucun résultat pour la science, et demeurèrent de longues années dans l'oubli le plus complet.

Ce n'est qu'en **1835** que M. Leroy d'Étiolles [1] aborda de nouveau la question. Quelques expériences tentées sur les animaux avec l'alcool ne lui donnèrent que des résultats insuffisants et il y renonça bientôt. Wardrop [2] proposa bientôt l'acide acétique ; Bouchut [3] préconisa l'acide sulfurique. Mais ces idées toutes théoriques ne furent pas mises à exécution et de longues années s'écoulèrent encore avant que l'on profitât de

1. Académie des sciences , 23 mars 1835.

2. *The cyclopedia of practical Surgery,* London, 1841, t. 1, p. 218 , article Aneurism.

3. Bérard , Denouvilliers , Gosselin. *Compendium de chirurgie,* t. II , p. 105.

ces premières données qui, il faut bien le dire, étaient fort incomplètes.

Nous avons déjà dit [1] que Pravaz avait, en 1830, conjointement avec Guérard, essayé d'utiliser les propriétés coagulantes de l'électricité dans la cure des anévrysmes, et que bientôt découragé il abandonna une méthode que seize années plus tard M. Pétrequin devait perfectionner et utiliser d'une manière plus convenable, et vulgariser.

Pravaz reprit alors (c'était en 1851) ses expériences sur le galvanisme et la galvano-puncture. Mais il se trouva encore peu satisfait d'un moyen qui ne donnait que des caillots incapables de supporter longtemps le choc et l'impulsion de l'ondée sanguine.

C'est alors que, cherchant parmi les agents chimiques un coagulant plus énergique, il songea à injecter dans les vaisseaux une solution de perchlorure de fer, dont des expériences de laboratoire venaient tout récemment de lui montrer la puissance. Il reprend alors les tentatives de Leroy d'Etiolles, et ses essais sont couronnés d'un plein succès.

Toutefois — à quoi tiennent parfois les destinées de la science! — au moment où Pravaz touche au but tant cherché, une grave maladie l'arrête et le prive à la fois de la santé et du courage nécessaire pour mener à bonne fin une entreprise aussi hardie. Peut-être la cure des anévrysmes par le perchlorure de fer n'eût-elle jamais été tentée, si une circonstance fortuite n'avait tout-à-coup ramené le chirurgien lyonnais à ses premières idées.

Un homme, dont le nom restera longtemps dans la science comme synonyme de talent et d'expérience, Lallemand, tombe à son tour gravement malade, et va demander à la maison de santé de Pravaz les soins assidus que réclame son état. Pravaz

1. Page 62.

lui fait bientôt part de ses essais, et Lallemand, avec ce coup-d'œil profond qui le caractérisait, devinant tout le parti que la chirurgie peut tirer de ces nouvelles recherches, encourage l'invention, et l'engage à poursuivre ce qu'il a si bien commencé.

A peine remis de la maladie qui a arrêté ses travaux, Pravaz s'adjoint à Lallemand et à Pétrequin, que ses expériences sur la cure des anévrysmes appelait de droit à cette collaboration, et, à l'aide d'une seringue ingénieuse commence ses expériences ; le délicat instrument qu'il fait fabriquer par Charrière, se compose d'un corps de pompe muni d'un piston à vis, qui permet de graduer exactement le nombre de gouttes que l'on injecte dans le vaisseau. Un trocart capillaire muni de sa canule permet de faire la ponction et l'injection. Disons de suite qu'on a substitué au corps de pompe de platine du premier instrument un cylindre de verre parfaitement calibré qui permet de voir le liquide, et que M. Broca y a fait ajouter une modification importante en faisant graver sur le corps de pompe une échelle en millimètres. Ordinairement la seringue contient un gramme de perchlorure, et chaque demi-tour du pas de vis expulse 1/30 de gramme de cette solution.

Les premières expériences furent tentées à l'École vétérinaire de Lyon, en présence du directeur M. Lecocq ; on injecta avec le plus grand succès le liquide coagulant dans les carotides d'un mouton et de deux chevaux ; nous avons raconté tout-à-l'heure les études faites peu de temps après par deux membres de la société de chirurgie, et qui vinrent corroborer les idées de Pravaz. Mais avant, dès le 10 janvier 1853, l'Académie des sciences était saisie par Lallemand [1] de ce nouveau procédé, et quatre mois plus tard l'inventeur lui-même décrivait longuement ses idées au sein de la Société de chirurgie [2].

---

1. Sur un nouveau moyen d'opérer la coagulation du sang dans les artères, applicable à la guérison des anévrysmes (*Comptes-rendus de l'Académie des Sciences*, 10 janvier 1853.)

2. *Bulletin de la Société de Chirurgie*. 4 mai 1853, t. III.

Pravaz ne devait pas jouir de son triomphe. Il mourait en juin 1853, laissant à la science et à la chirurgie lyonnaise en particulier le soin de continuer son œuvre. Déjà, en effet, les faits cliniques se présentent de toutes parts, d'abord accueillis avec méfiance, discutés avec ardeur, puis acclamés : car les premières observations sont des succès.

C'est Raoult Deslongchamps [1], c'est Niepce [2], c'est Serre (d'Alais) [3] qui annoncent par des faits le triomphe de la méthode. Mais les revers succèdent bientôt. L'enthousiasme qui a accueilli la nouvelle méthode va amener sa chute ; car les injections de perchlorure de fer font oublier les méthodes rationnelles jusque-là usitées ; des résultats malheureux dont plusieurs sont dus à l'imprudence, viennent effrayer la chirurgie, et un homme qui a pour lui les qualités de l'éloquence et de la persuasion, M. Malgaigne, s'appuyant sur ces insuccès, encore tout ému du spectacle des faits dont il a été témoin [4], lit à l'Académie de médecine, le 8 novembre 1853, un mémoire accusateur.

Sa parole vive et puissante, son expérience, les faits qu'il raconte, la discussion à laquelle son travail donne lieu, portent à la méthode un coup mortel que ne pourront compenser les succès de Jobert [5], de Lussana [6], de Panési [7].

Nous ne ferons pas plus loin l'historique de cette question. Mais nous ne nous arrêterons pas sans avoir analysé en quelques mots les résultats généraux d'une méthode trop vite oubliée, et qui mériterait peut-être moins d'abandon.

---

1. *Bulletins de la Société de chirurgie*, 23 mars 1853, t. III.

2. *Comptes-rendus de l'Académie des Sciences*, 25 avril 1853.

3. *Ibid*, 9 mai 1853.

4. M. Malgaigne dut pratiquer l'amputation du bras chez un malade atteint d'anévrysme traumatique du coude. L'injection de perchlorure de fer, tentée imprudemment sans compression de l'artère humérale, avait amené la gangrène du membre. Nous n'avons pas besoin de dire que le savant professeur n'était pour rien dans le traitement de l'anévrysme.

5. *Gazette des hôpitaux*, 1854, p. 234.

6. *Ibid.*, 1851, p. 92.

7. *Gazette hebdomadaire*, t. I, p. 481.

Le volume considérable de la masse de sang à coaguler, et par suite la nécessité d'injecter le perchlorure à doses assez élevées, la difficulté qu'on éprouve à immobiliser le sang au moyen de la compression, la défectuosité des procédés opératoires expliquent les insuccès qu'on a pu obtenir, et qu'on obtient encore dans la cure des anévrysmes. Mais le principal danger, la cause ordinaire des insuccès est sans contredit la phlegmasie consécutive aux injections coagulantes; cette inflammation, est-elle contenue dans de justes limites, sera souvent d'un avantage réel, et provoquera l'enkystement du caillot chimique. Mais les tissus ne supportent pas toujours bien la présence du caillot, et la suppuration qui peut lui succéder amène avec elle, on le comprend, les plus graves inconvénients.

Nous ne décrirons pas d'ailleurs le manuel opératoire des injections au perchlorure de fer. Nous dirons seulement que l'influence exercée par l'agitation du liquide sur sa coagulation a conduit M. Broca à combiner avec l'injection une autre opération, le massage de la tumeur. Si, en effet, on se contente de pousser dans le sac anévrysmal la dose voulue de perchlorure de fer, on est fort exposé à ne produire qu'une coagulation partielle, la compression exercée au-dessus de la tumeur maintenant le liquide dans un certain repos. Malaxer la tumeur une ou deux minutes ne paraît pas avoir de graves inconvénients, et M. Debout [1] a démontré expérimentalement que si l'on suspend la compression sitôt que la coagulation est obtenue, et avant d'avoir pratiqué ce point essentiel de l'opération, le caillot cède à la puissance de l'ondée sanguine, et les battements un instant suspendus dans la tumeur se font bientôt de nouveau sentir.

Oserons-nous nous prononcer sur la valeur d'une méthode de date si récente, si rarement appliquée, d'une manière si peu rigoureuse?....

---

1. *Bulletins de la Société de Chirurgie*, avril 1853, t. III.

Avec M. Broca[1], dont nous avons essayé de résumer les idées, nous dirons que la méthode de Pravaz est excellente dans *quelques cas particuliers*, et qu'on peut s'en rapporter aux indications fournies par les faits connus, dans lesquels la coagulation incomplète du sang, ou l'action irritante du caillot sanguin ont déterminé des accidents.

« Cela nous permettra de rejeter la nouvelle méthode toutes les fois que l'anévrysme est volumineux, parce que le gros caillot chimique qu'on obtiendrait ne serait vraisemblablement pas toléré par les tissus, et donnerait lieu à un travail d'élimination. L'expérience seule pourra montrer plus tard jusqu'à quel point cette règle est rigoureuse.

» Il est possible que je manifeste à cet égard des craintes exagérées ; peut-être le caillot chimique complet est-il moins irritant que je ne viens de le dire ; mais, dans l'état présent des choses, il importe avant tout de ne pas commettre d'imprudence, de ne compromettre ni la vie des malades, ni l'avenir de la méthode, et il est sage de n'appliquer les injections coagulantes qu'aux anévrysmes de petit volume. Si, comme je l'espère, on réussit dans ces cas favorables, on peut arriver peu à peu à attaquer de la même manière les anévrysmes plus volumineux. »

Ajoutons que les injections de perchlorure de fer, quoique peu employées pour la cure radicale des anévrysmes, ont définitivement pris rang dans la science ; et que les succès qu'elles donnent chaque jour dans le traitement *des varices* doivent empêcher de perdre tout espoir pour les tumeurs anévrysmales.

Peu de temps après la mort de Pravaz, alors même que les praticiens continuaient les essais du célèbre chirurgien, un autre médecin lyonnais, M. Valette, essaya, le 21 juillet 1853, la coagulation du sang dans les veines variqueuses par le perchlorure de fer ; et nous devons à M. Debout de connaître les

---

1. *Loc. cit.*, p. 417.

cures obtenues à cette époque par cet expérimentateur, et aussi par MM. Dégranges et Pétrequin [1].

Depuis, les faits se sont multipliés : MM. Soulé (de Bordeaux)[2], Caron[3], Robert[4], Demarquay[5], Broca[6], Follin[7], Chassaignac, Voillemier[8], ont publié de nombreuses observations. Les succès sont fréquents, et, il y a deux ans à peine, qu'un interne distingué de Bordeaux, M. Louis Sentex[9], faisait connaître six guérisons et une amélioration observées dans l'espace de quelques mois à la clinique de M. le professeur Dénucé, alors que la dilatation variqueuse des veines se trouvait compliquée de ces ulcérations qui les accompagnent si souvent, et qui sont d'ordinaire si rebelles à toute espèce de traitement.

Nous ne nous étendrons pas sur cette méthode si simple dans son procédé opératoire, si heureuse dans ses résultats. Aucun autre moyen ne peut donner des guérisons aussi durables, et Broca assure que si la récidive se produit, ce n'est pas parce que les veines oblitérées redeviennent perméables, mais parce que d'autres veines se dilatent à leur tour. La cautérisation, l'extirpation, les procédés de ligature tour à tour employés doivent céder le pas à l'injection de perchlorure de fer qui remplit exactement les mêmes indications, et sans présenter de dangers réels.

Comme toutes les opérations quelles qu'elles soient, celle-ci peut donner lieu à des accidents tels que l'érysipèle, la phlébite, le phlegmon ; mais ces accidents sont complètement indépen-

1. *Bulletin de thérapeutique*, 1853.
2. *Union médicale de la* ¦*Gironde*, janvier 1856.
3. *Du traitement des varices par les injections de perchlorure de fer*, thèse de Paris, 1856
4. *France médicale*, 1859.
5. *Bulletin de thérapeutique*, 1860.
6. *Loc. cit.*, p. 401.
7. *Bulletins de la Société de Chirurgie*, t. IV,
8. Caron. *Loc. cit.*
9. *Journal de médecine de Bordeaux*, février 1862.

dants du perchlorure lui-même et ne doivent pas arrêter le praticien le plus prudent ; ils serviront à prémunir le chirurgien, mais ne s'opposeront pas à l'opération. Sous l'influence de l'injection, on verra l'état violet de la peau disparaître pour être remplacé par une coloration rougeâtre, franchement inflammatoire, à moins que le tissu cellulaire induré plus ferme que dans les parties voisines ne s'oppose à ce changement d'aspect. Puis la peau s'enflamme légèrement dix à douze heures après l'injection. Devons-nous nous étonner, après cela, si l'inflammation ne se termine pas toujours par résolution, et si l'on constate en ce point les mêmes terminaisons que partout ailleurs, induration, suppuration, gangrène même. Mais cela suffit-il pour déprécier la méthode ?

La structure anatomique des tumeurs, des fongus vasculaires, explique les succès obtenus journellement par les injections pratiquées en vue de guérir ces affections. M. Leclercq (de Rouillac), et Alphonse Thierry, appliquent localement la solution de perchlorure de fer, et ce dernier détermine au préalable la vésication sur la région malade.

Nous préférerions l'application pure et simple de la solution saline, au moyen d'une pommade faite avec 40 gouttes de perchlorure, pour un gramme d'axonge. M. Yvonneau [1], auquel on doit cette formule, en a obtenu de beaux résultats. Il cite entre autres une observation de tumeur fongueuse végétante du nez. Le suintement sanguin s'arrêta dès la première application, et la tumeur desséchée et comme raccornie se recouvrit d'une sorte d'escharre noire-jaunâtre, qui se détacha au bout de quelques jours. De nouvelles croûtes nouvellement formées tombèrent successivement ; dix-huit jours après la première application, la cicatrice était achevée.

Il semble résulter aussi d'une observation publiée par le

<hr>

1. *Bulletin de la Société d'Indre-et-Loire*, 1854.

même médecin que c'est un excellent moyen à opposer à l'ongle incarné, affection fort simple d'ailleurs, mais dont le traitement chirurgical est si douloureux que c'est une de ces petites opérations où il est d'usage d'employer l'anesthésie au moins locale.

On intercale deux fois le jour entre la surface de l'ongle et la tumeur quelques brins de charpie enduits de la pommade dont nous venons de donner la formule ; on fait, en outre, des onctions dans tous les points où l'absence d'épiderme peut favoriser l'absorption. Au bout de quelques jours de ce traitement si simple, les chairs fongueuses se raccornissent, disparaissent, et la guérison définitive ne se fait pas attendre longtemps.

Ces faits indiquent d'une manière formelle que le perchlorure de fer jouit d'une propriété à la fois irritante et caustique ; aussi ne doit-on pas s'étonner si on l'emploie pour réveiller la vitalité de certaines solutions de continuité, si on en fait un agent substitutif à la surface de quelques tumeurs indolentes. Toutefois, malgré la manière dont ce procédé a été vanté à une autre époque, nous ne croyons pas qu'il soit généralement employé.

Peut-être ne faut-il chercher la cause de cet oubli que dans la multiciplité des agents de cette nature que l'on a préconisés depuis quelques années, soit contre les ulcères atoniques, soit contre les tumeurs indolentes.

Nous avons déjà vu que l'électricité, l'oxygène et l'acide carbonique, l'iode, etc., étaient employés dans les cas de ce genre : on a vanté encore contre les ulcères le plomb métallique, le chlorate de potasse, la créosote, etc.; on a été jusqu'à préconiser contre les tumeurs indolentes les cataplasmes de guano. (Horner). Faut-il s'étonner après ça, si le praticien se perd et hésite au milieu de ce dédale embrouillé de médications diverses, empiriquement vantées parfois, plus souvent encore empiriquement employées ?

Toutefois, puisque nous avons déjà fait la part des agents que nous avons rencontrés sur notre route, nous en ferons autant pour le perchlorure de fer, et cela avec d'autant plus de raison qu'il nous a été donné d'en voir de bons effets dans des ulcères fort rebelles.

D'ailleurs, au dire de M. Pétrequin, le perchlorure serait, comme l'iode [1] un excellent antiputride contre les plaies gangréneuses, et les suppurations fétides. MM. Bourot et Salleron [1], l'ont étudié avec soin, et de nombreuses observations prises à l'armée d'Orient et à l'armée d'Italie leur ont permis de constater l'efficacité de cet agent contre la pourriture d'hôpital. M. Trousseau ne craint pas de le comparer sous ce rapport aux préparations iodées. Les résultats obtenus dans toutes les affections purulentes et putrides, dans toutes les plaies de mauvaise nature feront, nous n'en doutons pas, apprécier le perchlorure de fer à sa juste valeur. Hémostatique, hémoplasmique, caustique et antiseptique, telles sont les qualités qui font de ce sel de fer un des agents les plus précieux de la thérapeutique chirurgicale.

IV.

CHLORURE DE ZINC.

Cautérisation en flèches.

A l'instrument tranchant dont la vue vient toujours effrayer le patient, et qui apporte si souvent avec lui des hémorrhagies, des érysipèles parfois fort difficiles à arrêter dans leur marche, les chirurgiens ont souvent essayé de substituer des caustiques plus ou moins actifs qui, par leur action chimique, fussent en mesure d'empêcher l'écoulement du sang, tout en faisant disparaître soit les tumeurs, soit les tissus malades.

1. *Trvité de l'action thérapeutique du perchlorure de fer*, (Burln du Buisson).

Nous ne dirons pas si l'emploi des caustiques considérés en général, a réalisé un progrès réel, et s'il est vrai qu'ils soient préférables au bistouri ; nous risquerions fort en discutant ici cette question de nous perdre au milieu des opinions diverses dont elle a été le sujet. Nous nous bornerons à parler ici d'un procédé important et moderne, celui de la cautérisation au chlorure de zinc.

La pâte au chlorure de zinc se compose d'une partie de ce sel pour trois parties de farine de froment délayée dans l'eau ou dans l'alcool. Elle joint à une grande puissance hémostatique l'avantage de n'avoir aucune propriété toxique, comme la pâte arsenicale par exemple, et celui de se prêter, lorsqu'elle est encore fraîche, à toutes les formes que l'on veut lui donner.

Lorsqu'on l'applique sur la peau revêtue de son épiderme, le chlorure de zinc l'enflamme, et au bout de six à sept heures, il se produit une escharre qui se détache un peu plus vite que celle qui est produite par la potasse ou la poudre de Vienne. Cette propriété caustique fut utilisée pour la première fois par Hanke, de Breslaw [1], pour détruire les tumeurs érectiles, les fongus vasculaires, les pustules malignes, etc.

Appliqué sur la peau dénudée, il excite au bout de quelques minutes une chaleur douloureuse qui peut aller jusqu'à la sensation de brûlure. Après huit à dix jours, une escharre blanche, très-dure, épaisse, mais exactement limitée par la largeur et l'épaisseur de la pâte appliquée, se détache, en laissant au-dessous d'elle les tissus dans un état très-satisfaisant. Nous avons vu dans une circonstance l'application de ce caustique sur un cancroïde de la région temporo-maxillaire, après avoir déterminé la chute de la tumeur, laisser le crotaphyte dans un tel état qu'il semblait impossible au premier abord de ne pas croire à une dissection attentive et habile de la région. Ce résultat si avantageux s'ob-

1. *Journal de pharmacie*, t. XVI, p. 548.

tiendra toujours si l'on se rappelle que le caustique ne détache jamais une escharre plus épaisse que lui, et si l'on calcule en conséquence la masse escharotique appliquée sur la tumeur.

La pâte au chlorure de zinc fut longtemps employée par Canquoin, qui lui a même donné son nom, pour la *guérison* du cancer. Le secret qu'il garda longtemps sur son procédé fit le succès de sa méthode. Mais si l'on a reconnu qu'elle ne *guérissait* pas le cancer, on n'a pu nier qu'elle ne fût un excellent moyen pour l'ablation des tumeurs quelles qu'elles fussent, et surtout si elles sont vasculaires.

Elle exige du temps ; mais on arrive à détruire ainsi par une sorte de cautération graduelle, de mortification successive les tumeurs les plus volumineuses. MM. Maunoury et Salmon ont même proposé le chlorure de zinc pour l'amputation des membres ; seulement ils remplacent la pâte de Canquoin par le caustique à la gutta-percha, constitué par la combinaison de cette dernière avec une quantité de chlorure de zinc en rapport avec la puissance escharotique que l'on veut donner au caustique. Ce curieux procédé, qui n'a pas été adopté, mérite, à cause même de sa singularité, une mention toute spéciale.

Le caustique est taillé en lanières ; mais comme le chlorure de zinc a une action pénétrante fort légère, on escharrifie la peau et l'on fait, à l'aide du caustique Filhos solidifié, des trouées profondes dans les parties molles ; dans chaque vide on place un cylindre de caustique. On agit ainsi successivement en allant de la circonférence au centre, mais en respectant les artères volumineuses que l'on coupe et que l'on lie, lorsque toutes les parties molles ont été séparées, et l'on sectionne l'os avec la scie.

Nous n'avons pas besoin de faire ressortir les inconvénients d'une méthode longue et douloureuse, qui ne permet que difficilement de conserver d'une manière exacte les lambeaux nécessaires pour recouvrir le moignon, qui expose l'os à faire saillic et à ulcérer les tissus de cicatrice, etc.

Nous préférons de beaucoup l'application circulaire de ces lanières caustiques pour l'abrasion des tumeurs, et ce procédé serait sans doute généralement adopté si la cautérisation en flèches, véritable manière d'appliquer la pâte de Canquoin n'avait relégué bien loin le procédé de M. Maunoury.

« La cautérisation en flèches, dit M. Maisonneuve[1], diffère essentiellement de tous les autres modes de cautérisation, en ce que le caustique, au lieu d'être appliqué à l'extérieur des tissus, et agir sur eux de dehors en dedans, est, par une manœuvre spéciale, porté d'emblée dans leur profondeur, de manière à opérer leur destruction de l'intérieur à l'extérieur. »

Ce procédé, mis pour la première fois en usage en 1853 par M. Girouard (de Chartres)[2], a été depuis lors adopté par la pratique chirurgicale, et a revêtu assez d'importance pour soulever dernièrement une question de priorité, dans laquelle [3] M. Girouard a complètement triomphé. M. Maisonneuve n'en est pas moins le plus zélé propagateur de la méthode, et il montre tous les jours les résultats les plus heureux de cette manière de procéder.

La pâte de Canquoin que l'on destine à la cautérisation en flèches, doit être préalablement desséchée avec soin à l'étuve, pour lui donner une dureté convenable ; puis l'on taille dans son épaisseur des lanières ou flèches de deux millimètres environ d'épaisseur, sur cinq à six centimètres de longueur, et d'une forme variable, suivant les indications que le chirurgien veut remplir.

Trois formes sont généralement employées.

---

1. *Clinique chirurgicale*, Paris, Chamerot, 1863.

2. Étude sur l'action des caustiques de Vienne et du chlorure de zinc, etc,; *Revue medico-chirurgicale de Paris*, t. XV, 1854.

3. *Gazette des hôpitaux*, 1862, N-os 549, 564, 572, 583.

Les flèches *coniques* sont spécialement destinées à la cautérisation circulaire.

On affecte à la cautérisation parallèle ou en faisceau les flèches *en latte*, et l'on réserve pour la cautérisation centrale les flèches *fusiformes*.

Pour enfoncer ces baguettes dans les tissus, si la peau est intacte, on plonge un bistouri à lame étroite dans la direction et la profondeur nécessaires, et l'on fait glisser une flèche sur la lame en même temps qu'on retire celle-ci. Si la peau est détruite, on fait une ouverture dans le tissu cellulaire avec la sonde cannelée pour chaque flèche. Au besoin on se servira du bistouri.

M. Maisonneuve a rangé en trois groupes les procédés divers susceptibles d'être employés pour l'application de cette méthode.

Dans la *cautérisation circulaire* ou en rayons, on enfonce les flèches caustiques à la base même de la tumeur que l'on veut détruire en les disposant suivant une ligne circulaire, et en les espaçant de un centimètre environ l'une de l'autre. « De cette manière, elles constituent par leur ensemble un plan qui circonscrit la tumeur, l'isole des parties saines ; et comme la portion de tissu vivant compris entre chaque flèche n'a qu'une faible épaisseur, sa destruction s'opère en un temps très-court, et la tumeur se trouvant ainsi privée de toute communication vasculaire ou nerveuse, cesse de vivre sans que le caustique ait besoin d'opérer la désorganisation directe. Ce procédé produit d'emblée et en quelques heures la mortification des tumeurs les plus volumineuses ; on n'agit, comme avec le bistouri ou la ligature, que sur une couche très-mince de tissu ; on ne détermine aucune effusion de sang, il n'existe presqu'aucune réaction traumatique, et surtout on est à l'abri des accidents terribles de l'infection purulente [1]. »

---

1. Jamain. *Manuel de petite chirurgie*. Paris, Germer-Baillière, 1860.

Mais pour que ce procédé soit applicable, il est indispensable d'opérer sur une tumeur d'un certain volume, et surtout qui fasse saillie à la surface du corps, comme celles qui siégent sur le sein, etc.

On serait obligé autrement d'avoir recours à la *cautérisation parallèle* ou *en faisceau* qui opère la désorganisation directe des tissus en les pénétrant en entier. Bien que plus douloureuse que la précédente, elle rend d'éminents services dans les tumeurs d'un accès difficile, telles que celles de l'aine, de l'aisselle, du rectum, etc. On fait pénétrer parallèlement entr'elles les flèches caustiques par tous les points de la surface libre de la tumeur ; elles forment une sorte de faisceau qui étreint le tissu morbide dans les interstices qu'elles laissent.

Enfin la *cautérisation centrale* moins puissante et moins énergique que les deux autres, est un excellent moyen pour obtenir la destruction des tumeurs superficielles, tout en respectant la peau qui les recouvre. Tels sont les ganglions cervicaux, axillaires, etc.

Tout le procédé consiste à faire à la tumeur une légère ponction qui pénètre jusqu'à son centre, et l'on y glisse un noyau de pâte au chlorure de zinc, que l'on fait entièrement disparaître dans l'épaisseur des tissus. L'application répétée de ce procédé permet en quelque sorte d'évider la tumeur, sans léser son enveloppe formée par les téguments, et une fois la cicatrisation obtenue, il ne reste plus que la trace de la ponction.

La méthode de la cautérisation en flèches que M. Maisonneuve ne craint pas de considérer « comme une des grandes conquêtes de la chirurgie contemporaine [1] », est fréquemment employée aujourd'hui. Sa puissance hémostatique, dont l'insuffisance dans les autres méthodes est la cause de tant d'accidents, l'avantage de n'exiger aucune opération préliminaire, d'être d'une sim-

1. *Gazette des hôpitaux*, 1863, p. 572.

plicité extrême dans son exécution et dans ses suites : voilà certes des qualités qui montrent suffisamment sa valeur.

Disons encore que M. Girouard, en 1857[1], M. Maisonneuve, en 1863[2], ont pu faire à l'aide de la cautérisation en flèches l'ablation totale de la langue, *sans hémorrhagie, sans accident consécutif*. Ces faits en disent plus que tout ce que nous pourrions ajouter.

CHIMIE ORGANIQUE.

I.

ÉTHER ET CHLOROFORME.

Anesthésie chirurgicale.

Le 17 octobre 1846, une foule inaccoutumée se pressait aux portes de l'hôpital général de Massachussets à Boston : des médecins, des étudiants, des curieux de tous les âges remplissaient la salle d'opérations, et lorsqu'à dix heures, le docteur Warren, assisté de son interne M. Heywood, voulut à son tour pénétrer dans l'amphithéâtre, c'est à grand'peine qu'il put se frayer un passage jusqu'à la table sur laquelle un malade venait d'être déposé. — Tout est disposé pour l'ablation d'une énorme tumeur.

...... Cependant le temps s'écoule ; le chirurgien interroge sa montre ; la foule impatiente murmure ; le malade lui-même demande avec instance qu'on ne le fasse pas souffrir plus longtemps de ce supplice cruel qu'on appelle l'attente. Enfin l'impatience des assistants se traduit bientôt par les sarcasmes et les injures ; et l'on fera sans doute un mauvais parti à ce dentiste de Hartford qui eut mieux fait de rester dans sa bourgade du Connecticut que de venir se jouer de la crédulité publique !

1. *Archives de médecine*, juillet 1857.
2. *Gazette des hôpitaux*, 1863, p. 549.

Mais le voilà ! et il paraît à peine que déjà il est porté par la multitude jusqu'au centre de la salle. Il porte à la main un de ces larges flacons à deux tubulures dont les chimistes font usage dans leur laboratoire ; il y verse aussitôt un liquide clair et limpide, et fait respirer au malade la vapeur mélangée d'air qui s'échappe de l'appareil.

Un silence profond règne dans l'auditoire ; mille têtes curieuses se penchent vers le lit de souffrance, et interrogent avec anxiété la physionomie du patient. Mais celui-ci s'est livré d'abord à quelques accès de gaîté fort surprenants après ses préoccupations de tout-à-l'heure, puis s'est endormi d'un profond sommeil. Voici le moment fatal : le chirurgien plonge le bistouri dans les chairs.... Le malade reste impassible, et son visage n'exprime pas un seul instant le sentiment de la douleur ; l'opération continue. L'instrument, habilement dirigé, divise les tissus malades, et dans l'espace de quelques instants la tumeur disséquée avec dextérité est totalement enlevée ; les ligatures, le pansement succèdent à l'opération ; et lorsque le malade, arraché à ce sommeil puissant, est interrogé sur ce qu'il a souffert, il refuse de croire à la possibilité d'un fait, dont il a été le principal témoin.

Une triple salve d'applaudissements consacre le succès du nouveau thaumaturge et c'est sur les bras d'une jeunesse ardente et enthousiaste qu'il est porté hors de la salle où il a accompli son premier prodige.

Cet homme s'appelait William Morton, et le pauvre dentiste venait de créer la plus belle invention du génie de l'homme, l'abolition de la douleur

« Qui de nous, s'écrie M. Denouvilliers [1], ne songe en frémissant encore de souvenir, aux battements de cœur, aux cruelles inquiétudes que lui a causés, pendant ses insomnies, la

—

1. *Bulletins de la Société de chirurgie*, t. IV, p. 108.

seule pensée qu'il pourrait un jour être appelé par la maladie à livrer un de ses membres au couteau de l'opérateur? Ces agitations, tout le monde les comprend, tout le monde les a ressenties, des millions d'hommes les ont partagées; elles ont plus d'une fois troublé leur sommeil, et aujourd'hui, grâce à l'admirable découverte des anesthésiques, ces millions d'hommes vivent et reposent tranquilles dans la confiance que si l'intervention de la chirurgie leur devient un jour nécessaire, cette intervention sera du moins exempte du cortége de douleurs qu'elle traînait jadis après elle. »

Aussi cet enthousiasme de la jeunesse Bostonnienne, nous le comprenons, nous le partageons; et après dix-huit années écoulées, nous voudrions que notre voix eût assez de force et d'autorité pour célébrer le triomphe de ce bienfaiteur de l'humanité!

Mais non! Morton ne fut qu' « *un marchand de santé!* » pour nous servir un instant du style de M. Pierre Véron. Morton ne vit dans l'anesthésie qu'une affaire commerciale. Soulager la douleur, cette suprême volupté de l'homme vraiment digne de ce nom, ne fut pour lui qu'une occasion de gain, une heureuse spéculation.

Sans rougir, Morton exploita un brevet d'invention, et par l'appas du lucre, il a sali son nom... Jouis donc de ta fortune, homme cupide, vil marchand de *léthéon*, et laisse à Jackson, véritable inventeur d'une découverte dont tu ne fus que le propagateur, une gloire qu'il ne voulut pas souiller de ton ignominie!

Mais avant de raconter comment Jackson fut conduit à livrer son secret au dentiste de Hartford, jetons un regard en arrière, et voyons par quelle série de tentatives et de tâtonnements l'homme a pu arriver enfin à une découverte cherchée depuis tant de siècles. Ce résumé ne sera pas déplacé ici; il prouvera par des faits l'importance attribuée de tout temps à l'anesthésie.

Dès les temps les plus reculés, le pouvoir de calmer la dou
leur, de diminuer les horribles souffrances qui accompagnent
les opérations chirurgicales dût être considéré comme une des
plus nobles aspirations de notre art. Sitôt que l'on sentit la nécessité de plonger l'instrument tranchant dans les chairs palpi-
tantes de l'homme, on comprit la nécessité de diminuer, d'abolir,
si c'était possible, la cruauté de ces tourments.

Les Assyriens eux-mêmes — et l'on voit que nous remontons
très-haut dans l'antiquité — avaient pour habitude de provoquer
l'anesthésie en exerçant la compression des carotides sur les
jeunes gens que l'on allait circoncire; et dernièrement encore
un Anglais, M. Fléming[1] a vérifié expérimentalement sur lui-
même l'exactitude de cette assertion.

A ce moyen parfois périlleux, souvent incertain, les Grecs
et les Romains substituèrent plusieurs procédés importants; tel
est celui de la *pierre de Memphis*, dont Pline et Dioscoride
font mention dans plusieurs ouvrages. Broyée et délayée dans
du vinaigre, on l'appliquait sur les parties destinées à subir
l'opération.

Chose singulière! il est démontré aujourd'hui que la pierre
de Memphis, « *le marbre Memphite* » comme l'appelle M. Littré
dans sa traduction de Pline, ne devait ses propriétés stupéfiantes ou anesthésiques qu'au dégagement d'acide carbonique
que cette substance calcaire produisait en présence d'un acide.
Ainsi se trouveraient devancées à 2000 ans de distance nos
recherches les plus modernes!

Mais aucune substance n'eut plus de vogue que la mandragore. Le suc de ses feuilles, de ses fruits, entrait constamment dans la composition des breuvages somnifères si longtemps
en usage, et nous ne parlons plus seulement ici de la médecine grecque ou romaine, qui usa longtemps, d'après Dios-

<hr>

1. *British and foreing medico-chirurg.. Revieuw*, t. XXX, p. 259.

coride, de cette médication. Nous retrouvons ce procédé même
à l'époque où l'école de Bologne florissait d'un si vif éclat : qui
n'a entendu parler de la recette de Théodoric, frère prêcheur,
évêque de Bistonto et de Servia, et en même temps chirurgien
distingué, assure-t-on ; recette que *Maistre Jehan Canappe* a
pris soin de nous conserver dans *le Guidon en françois*, publié
à Lyon en 1538 ? « Aulcuns, comme Théodoric, léurs donnent
médecines abdormitives qui les endorment, affin que ne sentent
incision, comme opium, succus morellæ, hyosciami, mandra-
goræ, hederæ arboreæ, cicutæ, lactucæ, et plongent dedans
esponge et la laissent seicher au soleil, et quand il est nécessité,
ilz mettent cette esponge en eaul chaulde et leur donnent à odorer
tant qu'ilz y prennent sommeil et s'endorment, et quand ilz sont
endormis, ilz font l'opération. Et puis avec une austre esponge
baignée en vin aigre et appliquée es narines, les éveillent ; ou ilz
mettent es narines ou en l'oreille succum rutæ ou seni et ainsi
les éveillent, comme ilz dient. » L'usage de ces préparations
narcotiques devait bientôt se répandre dans le public, grâce à
la sainte Inquisition, et les malheureux, que le sévère tribunal
soumettait aux supplices de la question, firent souvent usage,
pour se soustraire aux tortures, et parfois à la honte d'un aveu,
de ces narcotiques, qui n'étaient plus un secret pour les juges.

M. Louis Figuier[1] ajoute même qu'en 1524 un célèbre professeur de jurisprudence de Bologne, Hippolytus, vit souvent
des victimes rester dans l'engourdissement le plus profond, tout
le temps qu'on les soumettait à la question.

Peut-être fut-ce là le point de départ et l'origine de toutes
ces préparations subtiles si souvent employées au XVIe et au
XVIIe siècle en Italie et en Languedoc, non plus pour abolir
la douleur, mais pour sacrifier impunément à des haines ou à
des vengeances personnelles de hauts personnages, dont la fin

1. *Découvertes scientifiques*, t. III, p. 186.

tragique nous est longuement racontée dans de curieuses légendes du temps.

Si ces faits montrent l'anesthésie détournée de son but thérapeutique, du moins ils démontrent d'une manière péremptoire la connaissance des propriétés anesthésiques de certains médicaments non-seulement chez les médecins, mais aussi chez le vulgaire lui-même.

Bien plus, un peuple que son caractère indolent et cruel tout à la fois devait éloigner de la recherche de cette idée philantropique, bien qu'une conquête récente nous ait permis de constater chez lui une civilisation fort avancée, les Chinois, ont eu aussi leur pratique anesthésique.

A l'époque où Pline et Dioscoride vulgarisaient la mandragore, racontent MM. Perrin et Ludger-Lallemand [1] auxquels j'aurai si souvent recours dans la suite de cette notice, les Chinois employaient fructueusement une plante de la famille des urticées, le *Ma-yo*, dont les vertus enivrantes se rapprochent beaucoup du chanvre indien, le haschich. On doit au savant orientaliste Stanislas Julien [2] de connaître à ce sujet des détails circonstanciés, qui mettent ce fait hors de doute.

Nous arrivons enfin aux temps modernes, dont les travaux restèrent si longtemps infructueux.

L'opium recommandé en 1781 par Sassard, chirurgien de la Charité, n'eut pas plus de succès que les préparations narcotiques vantés jusqu'à lui, et c'est à peine si l'on cite un fait qui permette de croire à ce moyen d'anesthésie préventive. Il est rapporté dans une thèse de concours de Montpellier [3].

Nous en dirons autant de la compression qui provoque trop vite des accidents, et est d'une trop grande infidélité pour avoir

1. *Traité d'anesthésie chirurgicale*, Paris, Chamerot, 1863.

2. *Comptes-rendus de l'Académie des Sciences*, t. XXVIII, p. 197.

3. Courty, 1849.

rang dans la thérapeutique. Toutefois, des hommes distingués ont vanté ce système ; il est juste de citer parmi eux James Moore, Benjamin Bell, et plus récemment M. Liégeard (de Caen.) [1].

La compression des tissus, aussi bien que les mélanges réfrigérants ne peuvent trouver leur place que dans l'anesthésie localisée sur laquelle nous reviendrons bientôt.

Il n'est pas jusqu'à l'ivresse, dont les effets sont d'amener si vite le relâchement de la fibre organique, de s'opposer à la contraction des muscles, qui n'ait été utilisée tantôt pour pratiquer des opérations sanglantes, plus souvent pour réduire des luxations. Nous n'avons pas besoin de dire qu'un pareil procédé, bien qu'employé jadis par Percy [2] ne sera jamais usité ; l'alcool produit sur le tube digestif des effets trop nuisibles pour être admis dans la science, alors même qu'on consentirait à oublier tout ce qu'il y a de hideux, de dégradant, d'immoral même dans l'emploi de cet anesthésique.

Le sommeil naturel aussi bien que le mesmérisme condamné par la commission académique de 1784 ont eu leurs succès, assure-t-on, et leurs adeptes. Bien plus, le sommeil magnétique a trouvé dans M. Jules Cloquet [3], en avril 1829 un partisan et un défenseur.

Faut-il s'en étonner lorsque naguère des hommes sérieux, qui s'appellent Braid, Broca, Follin, Azam (de Bordeaux), Guérineau (de Poitiers), Carret (de Chambéry), Bazin, etc., etc., ressuscitant une curieuse théorie du P. Kicher, jésuite, ont essayé d'endormir les humains, comme naguère le bon père endormait ses canards ? Le braidisme, hypnotisme, ou sommeil nerveux a été, dans ces dernières années, le thème de bien des discussions. Mais bien que les sociétés savantes se soient au-

---

1. De la compression circulaire très-exacte des membres, au-dessus du point malade, avant et pendant l'opération. (*Mélanges de médecine et de chirurgie pratique*, Caen 1837.)

2. *Dictionnaire des sciences médicales*, t. VIII.

3. *Archives générales de médecine*, première série, t. XX.

jourd'hui prononcées, nous ne pouvons nous empêcher de douter encore. Rien, a-t-on dit souvent, n'est si brutal qu'un fait. Or, il nous a été donné d'en voir plusieurs. Ajoutons cependant que les succès de cette singulière méthode d'anesthésie sont rares , et que ses plus chauds partisans font aujourd'hui silence.

Ainsi l'esprit humain cherchait encore un anesthésique.... ainsi le génie et la science essayaient tour-à-tour les procédés les plus divers sans arriver au but.... et M. Velpeau [1] ne craignait pas d'écrire en 1839 : « Eviter la douleur dans les opérations est une chimère qu'il n'est pas permis de poursuivre aujourd'hui : instrument tranchant et douleur en médecine opératoire sont deux mots qui ne se présentent point l'un sans l'autre à l'égard des malades , et dont il faut nécessairement admettre l'association. » M. Velpeau n'était-il pas alors l'interprète d'un découragement général? — Patience ! ce que plus de dix-huit siècles n'ont pu faire , le hasard le fera en un jour !

Un physiologiste anglais, dont nous avons déjà prononcé le nom à l'occasion de la médecine pneumatique , Bédoés avait fondé en 1795, aux environs de Bristol, ce qu'il appelait une institution pneumatique, — *Médical pneumatic institution* ; — préparer des gaz, et au moyen de l'inhalation amener une révulsion chez les sujets atteints d'affections pulmonaires, tel était le projet que Bédoés mit à exécution avec l'aide et le concours de Humphry Davy. Le jeune chimiste (il n'avait alors que vingt ans), étudie avec ardeur l'action des gaz sur l'organisme, et en particulier celle du protoxyde d'azote ou *gaz hilariant* ; et constatant que l'inspiration de ces vapeurs amène la diminution de la douleur, il arrive bientôt à conclure que « *l'on pourrait probablement l'employer avec avantage dans les opérations de chirurgie qui ne s'accompagnent pas d'une grande effusion de sang* [2]. »

1. *Médecine opératoire*, t. I.
2. Louis Figuier. *Loc. cit.*

Mais le protoxyde d'azote employé uniquement par curiosité, et sans doute avec imprudence, provoqua bientôt quelques accidents qui le firent oublier, et on lui substitua l'éther. Dans chaque laboratoire, nous raconte M. Figuier, les élèves font de l'éthérisation un moyen de distraction ou d'amusement. Chacun cherche à se procurer cette espèce d'ivresse, ce sommeil bizarre que l'inspiration de l'air pur suffit pour dissiper. Mais là s'arrête la science, et bien des jours vont s'écouler encore avant la création de l'anesthésie chirurgicale.

Dans les premiers mois de 1842, le docteur Charles Jackson, chimiste distingué de Boston, préparait du chlore pour une leçon qu'il devait donner à l'association charitable de Massachussets ; pour dissiper une irritation violente déterminée par l'inspiration de ce gaz, Jackson imagine de respirer des vapeurs d'éther et d'ammoniaque, espérant, raconte le chimiste lui-même, que l'hydrogène de l'éther formera avec le chlore de l'acide hydrochlorique que l'ammoniaque fixera aussitôt. Un soulagement sensible se produit sous cette influence ; puis des phénomènes plus bizarres se manifestent : « Mes pieds et mes jambes, écrit-il [1], étaient engourdies et insensibles ; il me semblait que je flottais dans l'air ; je ne sentais plus la berceuse sur laquelle j'étais assis ; ma gorge et ma poitrine ne me faisaient plus de mal ; je me trouvai enfin, pendant un espace de temps que je ne puis définir, dans un état de rêverie et d'insensibilité. Lorsque je revins, j'avais toujours des vertiges, mais point d'envie de me mouvoir ; la toile qui contenait l'éther était tombée de ma bouche ; je n'avais plus de douleur dans la poitrine, ni dans la gorge, mais je ressentis bientôt un tremblement inexplicable dans tout le corps ; le mal de gorge et de poitrine revint bientôt, cependant avec moins d'intensité qu'auparavant............ Comme je ne m'étais pas aperçu de la douleur non plus que des

___

1. Défense de Jackson. (Mémoire cité par MM. Perrin et Ludger-Lallemand. *Loc. cit.*)

objets extérieurs, peu de temps avant et après que j'eus perdu connaissance, je conclus que la paralysie des nerfs de la sensibilité serait si grande tant que durerait cet état que *l'on pourrait opérer un malade soumis à l'influence de l'éther sans qu'il ressentît la moindre douleur.* »

Comme Humphry Davy, Jackson a deviné l'anesthésie ; mais cette idée toute théorique chez lui ne serait peut-être jamais mise à exécution, si quatre années plus tard il ne trouvait sur sa route un homme que nous avons déjà nommé, William Morton.

Dans le but de tromper une cliente rebelle, le dentiste de Hartford se disposait, sous prétexte de diminuer la douleur, à lui faire respirer de l'air atmosphérique précieusement renfermé dans un sac de gomme élastique ; « la bouche une fois ouverte, ajoutait-il, j'introduis ma clef, et le tour sera fait. »

C'est alors que Jackson raconte à Morton ce qu'il a éprouvé lui-même, et l'engage fortement à employer l'éther sulfurique pour mener à bonne fin sa petite opération. Mais il faut tout lui dire ; car il ignore même ce que c'est que l'éther sulfurique. Bien plus, Jackson lui remet un flacon muni d'un tube, et pour calmer ses inquiétudes il prend sur lui la responsabilité du fait. Dès lors Morton essaie, réussit ; et se livre avec ardeur aux opérations de sa profession. Mais ce n'est pas assez pour Jackson, qui comprend enfin tout le prix de sa découverte ; le dentiste harcelé par lui, et déjà homme expert en éthérisation, propose ses services au docteur Warren ; nous avons raconté son premier succès.

Ce que nous n'avons pas dit encore c'est que Jackson, indigné de la conduite vénale de Morton, refusa toujours avec fierté les fonds que celui-ci lui envoyait sans cesse, comme part du bénéfice qui lui revenait de la vente de son procédé. Il suffisait à l'illustre chimiste de conserver le titre d'inventeur de l'éthérisation, et c'est pour sauvegarder ses droits que le 13 novembre

1846 il adressa à l'Académie des sciences une longue note où il décrit sa découverte et réclame une priorité qui lui est bien due [1].

Disons tout de suite qu'en dépit du procès intenté par Morton à l'homme dont il avait voulu faire son associé, Jackson est et restera le véritable promoteur de l'anesthésie.

Mais la découverte marchait déjà avec une étonnante rapidité. M. Boot, dentiste à Londres, informé par Morton, répandit bientôt dans le public médical la nouvelle des succès obtenus dans le Nouveau-Monde, et en décembre 1846, Liston pratiqua une amputation de cuisse avec éthérisation.

De nombreuses tentatives momentanément interrompues par un agent de Morton réclamant pour sa maison le monopole de l'exploitation du léthéon, — c'était le nom sous lequel le négociant d'un nouveau genre désignait l'éther, — furent bientôt connues en France ; mais une expérience tentée par M. Jobert (de Lamballe) resta sans résultat.

Enfin l'anesthésie touchait au succès ; car elle allait pénétrer en France d'une manière sérieuse par les soins de M. Malgaigne. Le 12 janvier 1847, le savant professeur rendait compte à l'Académie de médecine [2] de quatre succès obtenus par lui à l'hôpital Saint-Louis.

Six jours après, M. Velpeau rendait compte à son tour à l'Institut des faits qu'il avait observés dans son service, et le 1er février il terminait une nouvelle communication à ce corps savant par ces paroles mémorables : « Le fait qu'elle renferme, disait-il, est un des plus importants qui se soient vus ; un fait dont il n'est déjà plus possible de calculer la portée, qui est de nature à remuer, à impressionner profondément non-seulement la chirurgie, mais encore la physiologie, voire même

---

1. *Comptes-rendus de l'Académie des Sciences*, t. XIV, p. 74.

2. *Bulletins de l'Académie de médecine*, janvier 1847.

la psychologie [1]. » Que nous sommes loin du temps où le célèbre chirurgien appelait l'anesthésie une chimère !

On comprend qu'il nous est interdit de pousser plus avant l'historique de cette question ; les immenses et nombreux travaux qui furent publiés à cette époque, les nouveaux appareils introduits dans la pratique, les savantes discussions cliniques, expérimentales, physiologiques, les communications de Gerdy, Roux, Blandin, Jobert, Sédillot, Hutin, Hénot (de Metz), Chombert, Pirogoff (de Pétersbourg), Lavacherie (de Liége), Poggi (de Milan), Longet, Flourens, Stolz, Bouisson (de Montpellier), Serres, Edouard Robin, etc., etc., tinrent longtemps en haleine les sociétés savantes, et chaque jour un nouveau progrès était réalisé.

Mais quel ne fut pas l'étonnement du monde savant, lorsqu'en novembre 1847 un chirurgien d'Édimbourg, Simpson, se basant sur une curieuse expérience de M. Flourens qui, avec le chloroforme, avait pu anesthésier un animal au point de constater facilement, sur la moelle mise à nu, la perte de son pouvoir excito-moteur, proposa de substituer à l'éther le liquide découvert en 1831 par Soubeiran, et par Liebig ?

Dès lors, toute l'attention se porta sur le nouvel agent, et l'on reconnut bientôt qu'il possédait une puissance bien plus grande encore que celle de l'éther, et la méthode anesthésique, grâce à cette nouvelle conquête, acquit plus d'importance encore. Hélas ! le danger n'était pas bien éloigné !

On se rappelle le retentissement qui se fit à l'occasion de cette jeune femme de Boulogne foudroyée par la respiration des vapeurs de chloroforme. On se rappelle l'émotion qu'amena au sein de l'Académie de médecine un commencement de poursuite judiciaire.

Malheureusement les faits se multiplient, et soit hasard, soit imprudence, on cite de tous côtés des cas de mort produits par

---

1. *Comptes-rendus de l'Académie des Sciences*, t. XIV, p. 183.

l'inhalation du chloroforme. La justice étonnée regarde ; le vulgaire, toujours habitué à juger ce qu'il ne peut comprendre, murmure : les sociétés s'agitent et les savants discutent sur la cause probable de la mort ; c'est, suivant les uns, l'asphyxie ; c'est la syncope, suivant les autres. D'après un troisième, l'agent anesthésique agit directement sur le cœur ; il produit, d'après un quatrième, par une action générale, profonde, subtile, une véritable sidération sur les centres nerveux, et ainsi de suite.... Et l'on s'agite, on crie, on murmure, on critique.

Disons-le, car nous trouvons-là un argument inattaquable pour démontrer l'importance du chloroforme, si jamais on a pu en douter, il fallait que la nouvelle méthode fût à la fois bien précieuse et bien puissante pour résister à ces assauts si divers ! Et si aujourd'hui, en 1864, seize années après ces débats célèbres, nous regardons autour de nous, nous voyons partout le chloroforme employé avec succès ; il est vrai qu'à l'imprudent engouement des premières années a succédé la prudence, et que l'anesthésie, sortie de l'enfance, a trouvé entre les mains de l'expérience la plus consommée ce qu'elle ne ponvait trouver en 1847 et 1848, un guide assuré.

Un instant on put croire que le chloroforme allait être détrôné. En 1856, M. Snow proposait l'amylène, découvert en 1844 par M. Balard. Rapidité d'action et innocuité, telles étaient les précieuses qualités qui appelaient ce carbure d'hydrogène au premier rang des anesthésiques. Deux cas de mort observés par l'inventeur lui-même ont suffi pour arrêter les essais.

Mais il est temps de consacrer quelques lignes à l'action physiologique exercée sur l'organisme par les anesthésiques.

Nous prendrons comme types les phénomènes produits par l'introduction des agents anesthésiques dans les voies respiratoires.

Quelques picotements, quelques douleurs au pharynx, parfois un peu de toux ou une certaine angoisse qui nous fait tout d'abord repousser l'appareil, tels sont les premiers effets déterminés par la pénétration des vapeurs dans les voies aériennes. Bientôt la tolérance s'établit; les inspirations sont plus faciles et plus profondes; le bien-être succède au malaise. Parfois un air d'étonnement se grave sur la physionomie du malade; ou bien en proie à une surexcitation désordonnée, le patient parle à tort et à travers, fait des gestes provocateurs, prononce des paroles incohérentes, mais souvent en rapport avec l'état habituel, avec les tendances naturelles de son esprit. L'éther et le chloroforme participent donc sous ce rapport-là des boissons alcooliques; le sujet anesthésié fait part à l'un et à l'autre de ses espérances ou de ses craintes parfois relativement à tout autre sujet. Il est à remarquer que dans ces hallucinations anesthésiques on voit fréquemment dominer les rêves érotiques, même chez les personnes les plus scrupuleuses et les plus sévères dans l'observation des lois de la bienséance.

Cependant la sensibilité s'émousse et devient de plus en plus obtuse; les excitations extérieures, les pincements, les tiraillements de la peau laissent le patient dans une insensibilité absolue. L'éthérisation est complète. Si l'on suspend les inhalations, les phénomènes restent pendant quelques instants dans un état stationnaire; puis le réveil a lieu, tantôt accompagné d'un accès de gaieté, tantôt, et plus souvent surtout chez les femmes ou chez les jeunes sujets, suivi de tristesse et de larmes.

Ainsi donc la médication anesthésique, comme un grand nombre d'autres médications, se traduit à la fois par une action locale et une action générale.

L'action locale a une durée variable, dépendant de l'impression qu'exerce sur la muqueuse respiratoire les inhalations de vapeurs, elle varie suivant leur durée. Peu prolongées, elles excitent; longtemps soutenues, elles produisent de la torpeur.

L'influence anesthésique produit une stupéfaction directe des extrémités nerveuses de la muqueuse aérienne, et voilà ce qui explique cette respiration si profonde, cet embarras de la langue, cette torpeur de la glotte, ce relâchement des muscles palatostaphylins.

MM. Flourens[1], Serres[2], et Longet[3], dès la découverte de l'anesthésie, avaient démontré cette action locale de l'éther ou du chloroforme.

Les nerfs périphériques d'animaux étant mis à nu, et les agents anesthésiques portés directement sur ces points, les savants observateurs avaient constaté une insensibilité complète de ces régions.

Depuis eux, Simpson et Nunneley ont renouvelé ces expériences, et les applications locales faites chez les animaux inférieurs de l'échelle zoologique ont amené l'anesthésie de toute une portion du corps ; chez des animaux supérieurs, les résultats ont aussi été satisfaisants, bien qu'on ait pu constater une certaine sensibilité. Enfin, chez l'homme, on a remarqué la possibilité d'engourdir la sensibilité dans une petite portion de la surface du corps humain.

Quant à l'action générale, celle qui est amenée par la pénétration de l'agent anesthésique dans la circulation devenue le trait d'union, qui le met en contact avec tout l'organisme, elle se traduit surtout par une impression profonde sur les organes nerveux centraux.

« Les phénomènes les plus remarquables, dit M. Trousseau[4], sont certainement les modifications produites dans l'état de la sensibilité, qui varient suivant la prolongation et la durée de

---

1 *Comptes-rendus de l'Académie des sciences*, t. XXIX.

2. *Ibid.*, 1847, t. XXIV.

3. *Expériences relatives aux effets de l'inhalation de l'éther sulfurique sur le système nerveux*, Paris, 1847.

4. Trousseau et Pidoux. *Traité de thérapeutique, etc. Médic. anesthés.*, p. 178.

l'action de ces agents, et qui embrassent trois ordres de phénomènes, lesquels se succèdent dans un ordre constant : de
simples troubles dans la sensibilité, tels qu'une douce chaleur,
des vibrations nerveuses, des fourmillements et d'autres fois
même une légère exaltation de la sensibilité ; l'affaiblissement
de la faculté de sentir qui commence par le sens du toucher et
qui s'étend bientôt aux sens spéciaux ; enfin l'extinction complète de cette faculté.

» En même temps que les troubles de la sensibilité, on constate
le plus souvent de la perturbation dans les facultés intellec-
tuelles : l'attention peut bien ralentir quelque temps les phénomènes anesthésiques jusqu'au point de permettre à la personne soumise à l'action anesthésiante de conserver l'intégrité
de l'intelligence, alors que la sensibilité est paralysée, mais
cet état ne peut être de longue durée ; bientôt une sorte de
voile couvre l'intelligence et le sujet tombe dans un demi-
sommeil, dans lequel la paupière supérieure est abaissée, la
pupille dilatée, dirigée en haut et en dedans, la respiration
ralentie, la chaleur de la peau abaissée, dans lequel surtout le
monde extérieur est complètement fermé pour lui. »

Les parties les moins sensibles sont atteintes les premières ;
le dos, le crâne, la face postérieure des membres sont engourdis,
quand le ventre, les doigts, la plante des pieds, les organes
génitaux surtout ont conservé toute leur sensibilité. La région
temporale conserve très-longtemps aussi son impressionnabilité.
Ajoutons encore qu'il est une sorte d'idiosyncrasie anesthésique,
si je puis m'exprimer ainsi, et que tel sujet conserve longtemps
toute sa sensibilité, tandis que tel autre subira presque immédiatement l'anesthésie.

C'est ce qui explique pourquoi, dans quelques opérations, le
premier coup de bistouri a suffi pour reveiller entièrement le
patient, qui semblait plongé dans le plus profond sommeil.

La motilité ne tarde pas à être atteinte ; un peu d'excitation, quelques contractions musculaires violentes et évidemment involontaires annoncent la prostration et l'impuissance qui viennent peu après frapper le système musculaire.

D'abord ce sont les mouvements volontaires qui sont atteints. Leur affaiblissement est déjà notable que les muscles soustraits à l'influence de la volonté se contractent encore énergiquement. Parfois même on trouve leur motilité plus vive, plus active, en un mot comme exaltée.

Mais ici est l'écueil ! Si l'on prolonge trop longtemps les inhalations, les mouvements des muscles de la vie organique se ralentissent aussi ; les fonctions respiratoires se troublent ; l'agent anesthésique vient exercer son action stupéfiante sur le cœur lui-même ; il y a syncope, et mort par syncope, la mort par asphyxie étant d'une extrême rareté, à la suite de l'éthérisation.

Quels sont les rapports qui existent entre les phénomènes observés dans l'éthérisation, et le siége des lésions qui se produisent en même temps sous l'influence de ces agents anesthésiques « à la fois si merveilleux et si terribles [1] ? »

Deux physiologistes, dont nous avons déjà eu à noter les travaux, MM. Flourens et Longet, après avoir cherché à résoudre expérimentalement ce problème, sont arrivés à cette conclusion : que les agents anesthésiques frappent successivement et d'une manière progressive d'abord les organes qui président à l'intelligence et à l'équilibre des mouvements, puis ceux qui dirigent le mouvement et le sentiment lui-même ; la moelle allongée, la plus rebelle à l'anesthésie, conserve seule son action et par suite la vie de l'animal ; avec l'anesthésie de la moelle allongée disparaît aussi la vie ; ainsi les lobes cérébraux, puis le cervelet et la moelle épinière, puis enfin la moelle allongée, tel est l'ordre de succession que suit l'anesthésie dans sa marche.

1. Flourens. *Loc. cit.*

De là les quatre périodes que M. Longet a voulu admettre dans l'éthérisation : 1° éthérisation des lobes cérébraux et du cervelet que caractérisent des troubles légers de la sensibilité ; 2° éthérisation de la protubérance annulaire, (*période chirurgicale*) ; 3° éthérisation de la moelle épinière, caractérisée par l'abolition des mouvements réflexes ; 4° éthérisation du bulbe et impossibilité des mouvements respiratoires.

Cette classification toute physiologique ne pouvait être admise, et les praticiens ont proposé, avec Jobert (de Lamballe) et Blandin de n'envisager que le point de vue purement pratique. L'éthérisation n'aurait alors que trois périodes : 1° Période d'exaltation de la sensibilité et des phénomènes psychologiques qui en dépendent ; 2° affaiblissement de la faculté de sentir ; 3° immobilité complète.

Enfin M. Bouisson (de Montpellier)[1], conciliant les données physiologiques avec celles de la pratique, a divisé les phénomènes produits par l'anesthésie en deux périodes : 1° l'éthérisme animal, période pendant laquelle l'existence est privée des manifestations de la vie, et que caractérisent d'abord l'excitation générale, puis la suppression de la sensibilité et de l'intelligence, puis enfin l'abolition des mouvements volontaires et réflexes ; 2° l'éthérisme organique, dans lequel on voit successivement disparaître toutes les fonctions organiques indispensables à la conservation de la vie ; l'abaissement de la chaleur animale, l'extinction des mouvements respiratoires et de l'hématose, la paralysie du cœur se partagent la durée de cette période à laquelle le chirurgien ne devra jamais arriver.

Cette divergence d'opinions sur une classification en apparence peu importante, nous la retrouvons bien plus tranchée encore dans l'explication de l'action des anesthésiques.

Ce n'était en effet qu'en déterminant d'une manière certaine

---

1. *Traité théorique et pratique de la méthode anesthésique appliquée à la chirurgie*, Paris, 1850.

comment agissent les agents anesthésiques que l'on pouvait arriver à fixer les limites de leurs applications. Aussi voyons-nous les opinions les plus diverses, les plus ingénieuses émises par les autorités scientifiques de tous les pays.

Pour Black, Pirogoff, Coze, etc., « l'insensibilité est le résultat de la compression du cerveau par des vapeurs ayant une tension élevée. » C'est donc une action toute mécanique.

Pour d'autres, le sang lui-même se chargerait de vapeurs stupéfiantes et changerait véritablement de nature, théorie modifiée par M. Edouard Robin qui fait dépendre toutes les phases de l'éthérisme, de l'asphyxie des globules sanguins déterminée elle-même par la diminution de l'oxygène.

Detmold, Ozanam ne voient dans l'anesthésie qu'une asphyxie produite par la décomposition des vapeurs au sein de l'organisme pour former de l'acide carbonique.

Le docteur Faure, tout en admettant l'asphyxie, la croit déterminée par une lésion organique toute locale qui se traduirait, d'après lui, à l'autopsie par les désordres suivants : « Poumons d'un rouge foncé, s'affaissant beaucoup moins que cela n'a lieu après tout autre genre de mort, et restant assez volumineux ; coloration rouge des bronches, d'autant plus intense que l'on s'éloigne de leur origine. Au niveau des vésicules, cette coloration devient si intense qu'elle se confond avec la coloration vive du sang qui s'écoule des incisions ; elle est due manifestement à la stase du sang dans les vaisseaux [1]. »

Laissons, sans le trancher, ce nouveau nœud gordien ; malgré l'intérêt de ces questions physiologiques, ne nous oublions pas et revenons à la question pratique.

L'introduction des anesthésiques dans l'organisme par les inhalations pulmonaires n'a pas été le seul moyen employé pour provoquer l'abolition de la sensibilité. Les procédés d'éthéri-

---

[1]. *Archives générales de médecine,* cinquième série, t. XII.

sation ont été variés, et l'on a essayé, sans beaucoup de succès, il est vrai, l'éthérisation par l'estomac, l'éthérisation par le rectum, soit en vapeurs, soit en injections.

L'éthérisation par inhalations pulmonaires est aujourd'hui la seule usitée par la pratique, et l'appareil respiratoire présente en effet toutes les conditions les plus favorables pour parvenir au but que l'on se propose : vaste étendue de surface, aptitude pour l'absorption des gaz, renouvellement fréquent des fluides aériformes contenus dans la cavité thoracique, etc., etc.

Mais l'on a imaginé tour-à-tour les appareils les plus divers pour provoquer l'éthérisation ; nous ne les décrirons pas. Il n'est presque aucun chirurgien qui se serve aujourd'hui de ces instruments simples ou compliqués qu'on a essayé d'introduire dans la pratique. Il est prouvé que tous ou à peu près tous ont le grave inconvénient d'empêcher le libre accès de l'air dans les voies respiratoires. Les vapeurs anesthésiques que le patient respire pénètrent alors dans l'appareil pulmonaire presque à l'état de pureté, et l'asphyxie en est la conséquence immédiate.

L'expérience journalière a démontré que les procédés les plus simples étaient indubitablement les meilleurs, et nous voyons tous les jours employer avec le plus grand succès le procédé du *cornet* ou mieux encore celui du *voile*. Le premier consiste à verser dans un cornet rempli d'un corps poreux tel que de la charpie ou du coton, une certaine quantité du liquide anesthésique. La bouche du patient appliquée à la partie la plus évasée aspire largement les vapeurs toujours mélangées d'air, grâce à la précaution, qu'on n'oubliera jamais, de laisser une ouverture à la partie inférieure du cornet.

Le procédé du voile est plus simple encore ; il suffit d'un carré de linge à mailles peu serrées, sur lequel on verse l'éther ou le chloroforme. L'air tamisé par le tissu tenu à trois centimètres environ de la bouche du malade, se charge de vapeurs, et pénètre dans les vois respiratoires, sans provoquer jamais d'asphyxie.

La facilité même avec laquelle on peut toujours éthériser un malade à l'aide d'un appareil aussi simple est peut-être un des arguments les plus puissants qu'on ait opposés à l'emploi de l'éther, qui peut difficilement être employé sans un inhalateur. Depuis longtemps déjà l'opinion du public médical paraît en effet fixé d'une manière certaine sur la valeur de ces deux agents, et le chloroforme a été généralement préféré. Son odeur aromatique, sa saveur, la facilité avec laquelle on peut vérifier sa pureté, sa rapidité d'action, voilà déjà des qualités qu'on ne trouvera pas dans l'éther; ajoutons que l'impression locale et immédiate de l'éther est bien plus difficilement supportée; avec le chloroforme, pas de toux, pas de malaise, rarement de l'excitation avant l'insensibilité. Un seul argument valable peut être opposé par les partisans de l'éther, et encore demanderons-nous quelques années de plus pour trancher d'une manière complète cette intéressante question : « Les accidents seraient plus fréquents pendant l'administration du chloroforme que pendant celle de l'éther. »

Ne faut-il pas en chercher la cause dans la généralisation de l'anesthésie, depuis l'application du chloroforme à l'éthérisation; et une statistique bien faite, une statistique dépouillée de tout esprit de parti ne prouverait-elle pas que l'un et l'autre agent, dans des conditions identiques, donnent des résultats identiques?

Et d'ailleurs, nous ne parlons pas ici de ces accidents légers que détermine parfois l'action irritante des agents anesthésiques: toux et bronchite légère; hypersécrétion des glandes salivaires et buccales; vomissements déterminés soit par la toux, soit en dehors de la toux, comme le veut M. Bouisson [1] par une action stupéfiante locale exercée sur les nerfs pneumo-gastriques; congestion cérébrale, et tous ces accidents nerveux, qui se tra-

---

1. *Loc. cit.*, p. 363.

duisent par des convulsions spasmodiques, ou tétaniques, des accès d'hystérie ou des attaques d'épilepsie, une persistance de l'état adynamique, un trouble prolongé de l'innervation avec abolition ou diminution de la sensibilité. Ces faits exceptionnels se rapportent presque tous soit à des applications imprudentes ou mal faites des agents anesthésiques, soit, et plus souvent à des organisations très-excitables, et que la cause la plus légère peut rendre sujettes aux troubles nerveux les plus bizarres.

Nous ne pouvons parler ici que de ces morts subites si souvent amenées par l'inspiration des vapeurs anesthésiques, tantôt sans que ce résultat fatal ait été précédé d'aucun prodrome, tantôt accompagné de suffocation, tantôt accompagné de toute une série de phénomènes dont la succession trop rapide, hélas! ne permet pas à l'opérateur de conjurer le danger.

Souvent, en effet, on a constaté chez les malheureuses victimes de l'anesthésie une prolongation de la période d'excitation; de la stupeur, des mouvements convulsifs violents qui entravent la respiration. Puis tout d'un coup la face devient vultueuse; le cou se gonfle, le tronc se soulève, puis le pouls tombe, disparaît, s'éteint; les muscles se relâchent; la face devient livide : le malade est mort.

Parfois enfin, et plus souvent, la mort est plus brusque encore : l'éthérisation est encore incomplète, mais marche avec régularité. Tout à coup, sans cause appréciable, ou peut-être parce que le patient devine que le moment de l'intervention chirurgicale approche, le cœur s'arrête, cesse de battre, et déjà la vie est éteinte.

Peut-être ici l'anesthésie n'est-elle pas coupable; peut-être si on la jugeait avec un peu moins de sévérité, on trouverait au fond de tout cela un de ces accidents que l'on constatait bien avant la découverte de l'éther ou du chloroforme, alors que sous l'impression d'une véritable *syncope nerveuse* on voyait le patient succomber tout d'un coup.

Quoi qu'il en soit, le mécanisme de la mort se traduit toujours ainsi : arrêt brusque des bruits du cœur ; anéantissement des forces ; disparition définitive de la respiration ; abolition complète de toute manifestation vitale.

Et ici nous touchons à la question la plus débattue de l'histoire des anesthésiques , au problème le plus difficile à résoudre, au point le plus intéressant de l'anesthésie préventive , au point de vue physiologique et au point de vue pratique. La connaissance des causes de la mort conduit nécessairement à la prophylaxie de ces redoutables accidents. Apprenons donc à les connaître : jugeons de sang-froid avec les observateurs les plus éclairés les hypothèses que l'on a faites sur la nature de la mort subite pendant l'anesthésie, et après les avoir étudiées, nous pourrons poser les bases d'une pratique saine et rationnelle.

La mort est-elle le résultat d'une action toxique ?

« Il faut, pour rendre cette hypothèse acceptable, le concours de l'une des deux circonstances suivantes : ou bien que le chloroforme ait été administré sans réserve , sans souci des règles dictées par l'expérience ; ou bien qu'il se rencontre chez l'homme des organisations si déshéritées ou rendues accidentellement impressionnables à ce point que le chloroforme aux doses les mieux supportées, devienne toxique , le médicament devienne poison [1]. »

Avons-nous besoin de dire que la première supposition est inacceptable ; que la seconde qui admet l'existence d'une prédisposition à l'empoisonnement, d'une *idiosyncrasie chloroformique* doit être également repoussée , à moins que l'on ne veuille admettre que les accidents qui peuvent compliquer la chloroformisation ont en eux quelque chose d'inévitable et de fatal ? Et d'ailleurs, expliquera-t-on mieux ainsi cette mort si prompte et si rapide ?

1. Perrin et Ludger-Lallemand. *Loc. cit.*

Admettons un instant cette idiosyncrasie. Trouverons-nous dans ce mot une démonstration suffisante d'un empoisonnement, alors qu'aucune lésion ne vient démontrer chez les sujets qui ont succombé une disposition anatomique spéciale, comme le voulait naguère M. Jobert (de Lamballe) ?

Continuons et nous allons retrouver quelques-unes des idées que nous résumions tout-à-l'heure à l'occasion de l'étiologie probable de l'anesthésie... Cette même cause qui produit l'anesthésie, produirait aussi la mort. L'anesthésie, d'après M. Faure, serait le résultat d'une action locale de l'agent anesthésique sur le parenchyme pulmonaire ; cette action locale prolongée déterminerait des modifications organiques telles que les fonctions respiratoires compromises ne pourraient plus s'accomplir; l'asphyxie amènerait la mort.

Cette opinion de M. Faure tombe d'elle-même, si l'on étudie attentivement les observations sur lesquelles il se base, si l'on étudie avec plus de soin encore les détails nécroscopiques des nombreuses observations de morts consécutives à l'anesthésie. On se convainct alors facilement de l'absence totale, dans la grande majorité des cas, des lésions anatomiques sur lesquelles l'observateur fait reposer ses hypothèses.

Un raisonnement plus spécieux est celui sur lequel s'appuyait M. Malgaigne pour attribuer la mort à la présence accidentelle de fluides aériformes dans le système circulatoire. La présence de gaz dans le système circulatoire constatée chez quelques victimes de l'anesthésie, la conformité des accidents dans l'éthérisation, et dans la pénétration de l'air dans les veines ont pu faire croire un instant à la formation spontanée de quelque fluide dans l'organisme.

Cette théorie, bien qu'appuyée sur l'autorité de noms illustres, ne résiste pas à l'examen approfondi des faits. Les fluides aériformes constatés dans les vaisseaux ayant une origine toute naturelle dans l'existence de la putréfaction, leur influence est toute hypothétique, et on comprend qu'on n'ait pu l'admettre.

Nous arrivons enfin à deux théories qui ont compté de nombreux partisans, et qui, après avoir été le thème de discussions nombreuses et variées, trouvent toutes les deux encore de nombreux partisans : l'asphyxie et la syncope.

L'asphyxie est possible; on l'a signalée tour à tour comme la conséquence d'une éthérisation trop prolongée, (et nous avons déjà dit que l'éthérisme organique la provoquait infailliblement) comme le résultat d'inhalations trop larges au début, ou d'un spasme de la glotte, avec M. Maisonneuve; avec MM. Bouisson, Demarquay, Robert, comme la suite de l'accumulation des mucosités dans les bronches; avec M. Devergie, comme l'effet de la pénétration d'une trop faible quantité d'air dans les poumons.

Refuser d'admettre la possibilité d'une cause, que ces savants ont défendue, serait plus que de la folie. Aussi répéterons-nous ce que nous avons déjà dit : nous admettons la possibilité de l'asphyxie; mais elle est d'une rareté extrême.

Le fait capital en effet, celui qui domine le tableau que présente la mort survenue dans l'acte de la chloroformisation, c'est l'arrêt brusque des mouvements du cœur. Ici nous n'assistons plus à une de ces luttes poignantes où le malade lutte jusqu'au bout contre la mort, et où son cœur demeuré fort jusqu'à la fin réagit contre la force qui veut le dompter; ici ce n'est pas le cœur qui meurt le dernier, *cor ultimum moriens*; il n'obéit plus comme ailleurs, il commande, et c'est sa mort qui détermine la cessation des fonctions vitales.

En outre, la mort est brusque, soudaine, instantanée, et nous ne pouvons reconnaître dans ces symptômes ceux que tous les auteurs décrivent dans l'asphyxie.

Parmi ceux-ci « il en est un certain nombre qui sont constants, dit M. Faure [1] qui revêtent toujours les mêmes caractères, et

---

1. *Des caractères généraux de l'asphyxie*. (*Archives générales de médecine*, cinquième série, t. VII.)

prédominent visiblement sur les autres : ce sont ceux qui se rapportent directement à la privation d'air... quel que soit le procédé avec lequel on a déterminé l'asphyxie ; les symptômes essentiels sont identiques, puisqu'ils relèvent d'une cause unique, la suppression des fonctions du sang. » Voit-on dans la mort subite par chloroformisation « les grandes fonctions s'affaiblir progressivement, en même temps que le sang lui-même perd ses propriétés vitales ; voit-on leur abolition successive déterminer la disparition définitive des battements du cœur ? D'ailleurs, l'anatomie pathologique est d'accord ici avec la physiologie, et l'on connaît à peine deux cas où les détails fournis par l'examen du sang rappellent l'asphyxie[1]. »

Enfin, et cet argument n'est peut-être pas sans valeur, comment expliquer que les moyens qui réussissent le mieux pour rappeler à la vie les asphyxiés par submersion, par strangulation, par inhalation d'acide carbonique, etc., comptent si peu de succès contre cette asphyxie accidentelle ?

Non !... l'asphyxie est possible... mais dans la très-grande majorité des cas, la mort est le résultat de perturbations dynamiques dont la syncope est l'expression organique habituelle.

Dans les accidents qui accompagnent l'éthérisation, et dans la syncope en dehors de tout état anesthésique, on retrouve exactement les mêmes caractères : Début brusque et imprévu marqué par l'arrêt des mouvements du cœur ; cessation soudaine et instantanée de toute manifestation vitale.

Comme dans la syncope, l'accident qui entraîne la mort dans l'anesthésie est déterminé par mille causes diverses ; tantôt aucun trouble fonctionnel ne peut être constaté, et la seule influence malheureuse que l'on pourra alors accuser sera une émotion morale ; tantôt une gêne de la respiration, un commencement d'angoisse dans les voies respiratoires détermine la syn-

---

1. Perrin et Ludger-Lalllemand. *Loc. cit.*, p. 371.

cope, tantôt enfin un obstacle mécanique dans la circulation, un trouble tout accidentel entraîne ce funeste résultat.

Si nous poussons plus loin la comparaison, nous pouvons facilement corroborer cette opinion en disant que les signes nécroscopiques sont identiques dans l'un et l'autre cas; c'est-à-dire qu'ils sont dans la syncope, et dans l'anesthesie complètement négatifs. Le cerveau est sain; le cœur flasque et flétri; son tissu mou et friable; ses cavités souvent vides. Plus souvent le cœur gauche seul est en état de vacuité, le cœur droit est rempli de sang noir et liquide, les artères sont vides tandis que les veines sont remplies d'un sang très-fluide.

Enfin il n'est pas jusqu'aux causes générales, par l'intervention desquelles on a cherché à expliquer la syncope anesthésique, qui ne viennent démontrer clairement sa nature.

L'état éthérique qui frappe d'inertie la puissance nerveuse, les affections organiques du cœur et du poumon, l'impressionnabilité du système nerveux, qui, en dehors de l'anesthésie, provoquent si souvent des lipothymies; l'abus des boissons alcooliques dont l'action perturbatrice sur la moelle épinière a été si bien étudiée sous le nom d'alcoolisme; ne sont-ce pas là des causes de syncope en quelque sorte vulgaires. Et ajoutons que l'action des causes déterminantes, que l'on peut résumer à quatre, n'est pas moins facile à expliquer : la réplétion de l'estomac donnant lieu sous l'influence de l'éthérisation à un arrêt brusque du travail de la digestion; la station verticale ou assise, alors que le sujet a besoin de toutes ses forces physiques et morales pour résister aux émotions du moment; la mauvaise direction des inhalations; enfin l'opération elle-même soit par la perte de sang qu'elle entraîne avec elle, soit par l'ébranlement nerveux qu'elle provoque; voilà certes une étiologie bien rationnelle d'un accident qui serait incompréhensible si nous l'appelions asphyxie.

Et si maintenant on réfléchit à l'ébranlement que porduisent les vapeurs anesthésiques sur le système nerveux, ébranlement

tout physiologique que nous avons essayé de décrire tout-à-
l'heure, on comprendra toute la gravité d'une syncope, qui
trouve le patient sans force pour lutter, l'organisme tout entier
dans un état de torpeur indicible ; on comprendra que l'on ait
cherché à poser des règles pour obvier au fatal résultat de ces
redoutables accidents. Nous les résumerons ici; les unes sont
destinées à prévenir la syncope, les autres à la combattre.

Une des premières règles à observer c'est de n'administrer
le chloroforme qu'à jeun, et de placer toujours le patient dans
le décubitus horizontal. Les affections du cœur, du poumon,
du système nerveux même sont des contre-indications formelles
de l'anesthésie. Le refus du malade de se laisser anesthésier, la
briéveté ou le peu d'importance d'une opération doivent encore
suffire pour arrêter l'opérateur; il est inutile d'ajouter que
lorsque le chirurgien se décidera à pratiquer des opérations dites
de complaisance, il ne devra jamais les compliquer du sommeil
anesthésique.

Ces contre-indications une fois fixées, résumons en quelques
mots les règles à suivre pour administrer le chloroforme.

Nous avons déjà dit combien il nous répugnerait de voir
admettre dans la pratique ces instruments si divers dont on a
fait longtemps usage pour provoquer l'anesthésie; nous poserons
donc en principe qu'il faut se servir des moyens qui laissent
entrer librement l'air atmosphérique, et, à ce titre, nous préférons de beaucoup le procédé du voile. On explorera attentivement le pouls pendant toute la durée des inhalations, et s'il
s'affaiblit notablement, on les suspendra immédiatement. On
explorera de même la physionomie, et si la pâleur, la décomposition des traits deviennent frappantes, on s'arrêtera encore.

On fixera aussi son attention sur les mouvements du thorax,
et si on les voit perdre leur régularité, on n'hésitera pas à suspendre l'éthérisation. Enfin une des règles les plus importantes
est celle qui a trait à la manière de procéder aux inhalations.

Fera-t-on usage des inhalations *brusques* , *lentes et progressives*; *continues ou intermittentes ?*

Administrer *brusquement* le chloroforme, c'est-à-dire administrer d'emblée et dans le plus court délai possible la plus grande quantité de chloroforme possible, nous paraît de la plus grande imprudence. On peut, il est vrai (et c'est là le but auquel tendent les partisans de ce système) supprimer la période d'excitation; mais quelle sera la limite, et en voulant *sidérer* le malade, dès le début, ne le fera-t-on pas d'une manière trop positive; la sidération nerveuse ne sera-t-elle pas une véritable syncope ?

Aux inhalations lentes et progressives , aux inhalations intermittentes même , qui ont le grave inconvénient de prolonger presque indéfiniment la durée de l'anesthésie, nous préférons de beaucoup , et nous croyons d'ailleurs être d'accord avec la grande majorité des chirurgiens, les inhalations continues. Cette méthode consiste à atteindre un degré d'anesthésie suffisant , en donnant des vapeurs sans interruption. On pourra d'ailleurs marcher avec toute la modération, la prudence , la lenteur même que l'on désirera; car ici la prudence est une des conditions du succès.

Enfin doit-on, avant d'anesthésier le malade , l'instruire du moment précis où il va subir l'opération , ou bien, pour éviter ces émotions morales, vives, qui accompagnent constamment l'annonce d'une opération, faut-il commencer par anesthésier le malade, en lui cachant le jour et l'heure fatals?

Il est d'usage en Angleterre d'agir ainsi dans la grande majorité des hôpitaux; nous savons également de source certaine que cette manière de faire est mise en usage à l'Hôpital-Militaire de Bordeaux. Sous le prétexte d'essayer si le sujet n'est pas réfractaire à l'anesthésie , on lui fait respirer les vapeurs stupéfiantes , et une fois l'anesthésie complète, on porte le patient dans la salle d'opérations où tout est disposé pour la manœuvre chirurgicale qu'il faut exécuter.

Malgré les bienfaits qu'apporte avec lui ce procédé ingénieux, nous ne craignons pas de nous prononcer hardiment contre lui. Ne sait-on pas, en effet, que les changements de position pendant l'anesthésie suffisent pour déterminer la syncope? Et nous pourrions ajouter que c'est peut-être à cela que nos voisins d'Outre-Manche doivent en partie les insuccès qui accompagnent si souvent encore leurs éthérisations.

Autant que possible nous voudrions que le sujet soumis aux inhalations de chloroforme restât constamment dans la même position; placé sur le lit d'opérations avant l'anesthésie, qu'il ne le quittât qu'après avoir repris complètement ses sens... Hélas! malgré toutes ces précautions, les accidents se produiront encore, et il sera souvent nécessaire d'avoir recours pour les conjurer à des moyens nombreux que l'on peut avec Perrin et Ludger-Lallemand,[1] ranger en trois catégories : stimulants du système nerveux, stimulants de l'appareil circulatoire, stimulants de l'appareil pulmonaire. Parmi les stimulants du système nerveux, nous retrouvons à peu près tous les moyens usités dans la syncope vulgaire, et dont le lieu d'élection est le tégument interne ou externe; l'air frais, les frictions, la projection de l'eau froide, les solutions de divers sels ont été employés, mais sans grand succès, on le comprend, tant qu'on n'a agi que sur la peau. Aussi a-t-on bientôt essayé d'agir sur les muqueuses, soit à l'aide de substances volatiles, soit en portant profondément un caustique sur la muqueuse pharyngienne. M. Jules Guérin et après lui M. Robert [2], ont essayé d'agir sur le pharynx avec un pinceau trempé dans l'ammoniaque. Ce procédé, employé d'abord chez des animaux soumis aux inhalations prolongées, fut abandonné après quelques insuccès, et nous ne croyons pas qu'il ait jamais été utilisé chez l'homme.

L'excitation directe du fond de la gorge paraît avoir donné

1. Loc. cit,

2. Bulletins de la Société de chirurgie, t. IV.

des résultats plus satisfaisants entre les mains de M. Escallier[1], de M. Monod, de M. Chassaignac. La titillation répétée de la luette amène, assurent ces auteurs, des inspirations fréquentes, et bientôt le retour à la vie. Cela n'a rien qui doive étonner, la physiologie expérimentale paraissant démontrer que la région de l'isthme du gosier conserve presque en dernier lieu la sensibilité, pendant l'éthérisme organique même.

Nous ne ferons que citer l'excitation directe de la muqueuse génitale chez la femme, mise inutilement en pratique par un chirurgien anglais. Ce procédé, eut-il compté quelque succès, n'aurait certainement pas cours dans la pratique, et nous nous demandons comment il a pu trouver des partisans en Angleterre où le puritanisme le plus rigide est encore à l'ordre du jour. On a vanté l'électrisation des téguments, des muscles, de la moelle épinière. M. Abeille[2] préconisa le premier ce moyen, et employa avec succès soit de simples éponges excitatrices, soit et mieux l'électropuncture. Mais M. Jobert (de Lamballe)[3], qui continua ces expériences, reconnut bientôt que l'électrisation, suffisante pour rétablir le jeu des organes respiratoires, « était impuissante à ramener les contractions du cœur, lorsqu'elles sont abolies. »

Toutefois, il faut reconnaître l'activité de ce moyen comme excitant général, pour dissiper les effets de l'éthérisme progressif, et nous connaissons plus d'un chirurgien, pour lequel la présence d'un appareil d'induction placé à proximité du malade soumis à l'éthérisation, est une condition indispensable de l'opération.

L'électropuncture a toujours échoué lorsqu'on a essayé de

---

1. *Union médicale*, 1849, p. 569.

2. Mémoire sur l'emploi de l'électricité pour combattre les accidents dus à l'inhalation trop prolongée de l'éther et du chloroforme. (*Comptes-rendus de l'Académie des Sciences*, t. XXXIII, p. 425.)

3. De l'influence de l'électricité dans les accidents chloroformiques. (*Comptes-rendus de l'Académie des Sciences*, t. XXXVII, p. 844.)

rétablir par son intermédiaire les mouvements du cœur. Les aiguilles à acupuncture ont été même plongées dans cet organe lui-même, pour agir directement sur sa contractibilité ; on n'a jamais réussi.

D'ailleurs les moyens qui s'adressent à la circulation elle-même sont peu nombreux, et n'ont jamais inspiré qu'une médiocre confiance.

L'électricité, nous venons de le dire, est sans effet ; nous n'en dirons pas autant de la position déclive donnée au malade, dès le début des accidents.

Nous avons vu *souvent* (et si nous soulignons ce mot, c'est que jamais il ne nous a été donné de voir une syncope anesthésique, sans que ce moyen fût mis en pratique) nous avons vu souvent des malades privés de sentiment revenir à la vie, sitôt que l'on plaçait leur tête dans une position déclive. Peut être dira-t-on que la syncope n'était pas complète, et nous avouons qu'en pareil cas nous n'avons pas constaté par l'auscultation l'arrêt complet des mouvements du cœur. Toujours est-il que ce moyen compte des succès, et il faut citer en premier lieu ceux de M. Nélaton et de M. Denonvilliers [1].

Mais aucun procédé n'a plus d'importance que ceux qui sont mis en usage pour rétablir les fonctions respiratoires. On conçoit en effet que ce courant gazeux qui se produit dans l'arbre bronchique sous l'influence de l'inspiration et de l'expiration exerce sur la muqueuse aérienne une stimulation active qui par action réflexe ranime les mouvements du cœur. Cessons pour un instant d'appeler l'accident mortel de l'anesthésie une syncope : que ce soit un empoisonnement, une asphyxie, une sidération nerveuse, la stimulation n'en existera pas moins, et son action pourra ranimer la vie prête à s'éteindre.

Ne nous étonnons donc pas si dès les premiers accidents qui

1. *Bulletins de la Société de chirurgie.* t. IV.

ont failli provoquer l'abandon des anesthésiques, on s'est adressé aux fonctions respiratoires pour conjurer cette fatale issue d'une opération si simple en apparence.

La traction de la langue en avant a été fort vantée par Desprès, qui voyait dans le renversement passif ou actif de cet organe la cause unique de l'arrêt des mouvements respiratoires. Tout en combattant cette théorie, nous reconnaissons que le moyen vanté par Desprès est en général une excellente précaution ; l'occlusion de la glotte n'est pas l'unique cause de l'accident ; mais elle peut y contribuer.

Cet obstacle mécanique une fois levé, s'il y a lieu, on rétablira la respiration dans son état normal, et c'est pour arriver à ce résultat que les procédés sont nombreux. Le plus simple consiste à produire artificiellement l'expiration, en exerçant une pression sur la base de la poitrine, et sur la région diaphragmatique ; pour produire l'inspiration, il suffira de cesser cette pression et d'élever les bras en haut, pour produire l'élévation des côtes ; ce moyen, aussi bien que la faradisation des nerfs phréniques, ne compte pas de succès. Nous devons dire cependant que la faradisation mérite plus de confiance ; elle produit une respiration artificielle très-puissante, et il y a tout lieu de croire que si on ne l'avait pas employée trop tard dans les quatre cas où elle a été essayée, on aurait réussi.

Un autre procédé emprunté au traitement vulgaire de l'asphyxie consiste à faire le vide dans la cavité thoracique, au moyen d'une pompe aspirante, dont l'extrémité a été au préalable introduite dans la bouche ou les narines, mais en fermant exactement ceux des orifices des voies aériennes supérieures, qui ne servent pas à l'introduction de l'instrument. On combinera avantageusement avec cette méthode l'insufflation pulmonaire, et si l'on peut éviter l'insufflation de bouche à bouche, l'insufflation pharyngienne, toutes les deux fort insuffisantes, on aura recours immédiatement à l'insufflation trachéale à l'aide du tube de Chaussier. Ce moyen compte des succès et « l'on peut établir sans hésitation que l'insufflation trachéale est non-seulement le procédé le plus énergique de respiration artificielle, mais aussi qu'il ne présente aucun danger qui lui soit propre[1]. »

Enfin et pour résumer, nous dirons avec les auteurs dont nous venons de citer l'opinion : « Dans toute syncope, et immédiatement après la disparition du pouls, il faut placer la tête du sujet dans une position déclive, puis pratiquer immédiatement la respiration artificielle, d'abord à l'aide de pressions rhythmiques sur la poitrine et l'abdomen pendant que l'on introduit la canule, et ensuite à l'aide de l'insufflation trachéale poursuivie avec opiniâtreté, soit avec la bouche, soit avec un soufflet, jusqu'à ce que toute chance de succès ait disparu, sans chercher à lui substituer en désespoir de cause d'autre méthode de traitement. L'introduction de la canule sera faite par le larynx, à l'aide du doigt ou d'un conducteur; ce n'est que dans les cas où ce procédé offrirait des difficultés insurmontables ou trop de lenteur que l'on serait autorisé à pratiquer la trachéotomie[2]. »

Après avoir posé ainsi d'une manière générale les bases de l'anesthésie chirurgicale, il nous reste à jeter un coup d'œil d'ensemble sur l'application des anesthésiques à la médecine opératoire.

« C'est en vue des opérations sanglantes et douloureuses, écrit M. Trousseau[3], que les chirurgiens de tous les temps avaient poursuivi la recherche des moyens destinés à atténuer l'intensité de la douleur. C'est aussi en vue de ces mêmes opérations que les inhalations anesthésiques ont été introduites dans la pratique; mais comme on n'a pas tardé à reconnaître

1. Perrin et Ludger-Lallemand. *Loc. cit*, p. 515.
2.   *Ibid.*, p. 520.
3. Trousseaux et Pidoux. *Loc. cit.*, p. 191.

que l'action de ces précieux agents ne se bornait pas à produire
l'insensibilité, mais déterminait encore l'abolition de la contractilité, le relâchement de tous les muscles de la vie animale,
le champ d'application des anesthésiques d'abord limité aux
opérations sanglantes, s'est étendu à toutes celles dans lesquelles on veut ou suspendre la douleur ou affaiblir la résistance musculaire. Toutes les fois donc qu'il s'agit de pratiquer
une opération redoutée par le malade, en raison des douleurs
qui en sont inséparables, ou à cause des suites que la douleur
peut occasionner, toutes les fois que le succès de l'opération
réclame un repos absolu, ou le relâchement préalable des organes contractiles, le chirurgien est autorisé à recourir aux
anesthésiques.

» Il ne peut y avoir aucun doute à cet égard : l'introduction des
anesthésiques dans la médecine opératoire a réalisé un immense
progrès : d'une part, l'élément douleur, que l'on retrouvait
partout comme obstacle, comme objet de terreur, a disparu
de cette partie de l'art ; de l'autre, l'opération ramenée ainsi à
ses éléments fondamentaux, par la suppression de ses effets
physiologiques, gagne en sûreté d'exécution, de la part du
chirurgien, qui peut procéder avec toute la lenteur convenable,
au milieu du silence de l'organisme vivant. Elle a aussi gagné
en innocuité, car par l'introduction de ces agents, elle a été
dépouillée de cet ébranlement de la sensibilité, qui devenait
le point de départ d'accidents nerveux redoutables. »

La preuve évidente de cette innocuité relative nous la trouvons dans les statistiques publiées par M. Simpson (d'Édimbourg) [1].

Ce chirurgien conclut très-favorablement des tableaux statistiques de la mortalité consécutive aux grandes amputations pra-

---

1. *Revue médico-chirurgicale*, t. III, p. 284. (Traduit de *The Montlhy Journal of medical
science*, avril 1848.)

tiquées à Paris , et dans tous les hôpitaux du Royaume-Uni , avant et après la découverte des anesthésiques.

Avant l'introduction de l'éthérisation dans la pratique chirurgicale , les grandes opérations de la pratique hospitalière étaient généralement mortelles dans la proportion de un ou de deux sur trois ; on n'ignore pas qu'à Paris , d'après M. Malgaigne [1] lui-même, la mortalité s'élevait à plus d'un sur deux ; à Glascow on comptait un insuccès sur deux et demie ; en Angleterre, un sur trois et demie. Ces mêmes opérations pratiquées dans des circonstances identiques, mais avec anesthésie n'ont donné qu'une mortalité de vingt-deux pour cent.

Les amputations de cuisse à elles seules entraient pour les deux tiers dans ces funestes résultats ; la moitié des opérés succombait. Aujourd'hui , même à Paris, où la mortalité est incontestablement plus grande qu'en province , on ne compte plus que vingt-cinq pour cent d'insuccès.

Ces chiffres et ces conclusions de M. Simpson sont entièrement confirmés par les recherches de M. Bouisson [2]. Sur quatre-vingt-douze opérations pratiquées par ce professeur , il n'eut à déplorer que quatre morts, et cependant on ne comptait pas moins de six amputations de jambe, une amputation de Choppart , deux amputations de cuisse, quatre amputations d'avant-bras , une du bras , deux opérations de taille.

Ajoutons que rien, depuis dix-huit ans , n'est venu confirmer les craintes de quelques esprits timorés , qui voyaient dans l'anesthésie une cause d'aggravation pour les nombreux accidents qui accompagnent les manœuvres chirurgicales. Aucun d'eux n'a subi d'augmentation de fréquence ou d'intensité.

D'après M. Sedillot [3] et M. Bouisson [4], l'éthérisation jouirait

---

1. *Manuel de médecine opératoire*, Paris , Germer-Baillière , 1861.
2. *Loc. cit.*, p. 133.
3. *De l'insensibilité produite par le chloroforme et par l'éther*, Paris, 1848
4. *Loc. cit.*, p. 416.

même de l'heureux privilége de diminuer l'inflammation traumatique, et en augmentant le calme et la confiance des malades,
de concourir à la rapidité de la guérison.

« Cette action salutaire, bien digne d'attention, disent encore
MM. Perrin et Ludger-Lallemand[1], surtout si elle avait été
constatée un plus grand nombre de fois, et sous des influences
climatériques moins heureuses, paraît tenir à ce que les phénomènes locaux et généraux du traumatisme chirurgical sont
amoindris par les inhalations anesthésiques. Les spasmes du
moignon sont moins énergiques, moins fréquents, le frisson
initial manque souvent ou se produit avec moins d'intensité, et
la fièvre de réaction, qui survient quelque temps après l'opération, est aussi moins forte. » Peut-être cette modération dans
l'expression des phénomènes nerveux et phlegmatiques n'est-
elle que le résultat de la suppression de la douleur.

Bien plus, il semble que les accidents même inhérents à l'o-
pération diminuent de gravité depuis l'emploi des anesthésiques.
L'écoulement du sang pendant l'opération a paru à quelques
chirurgiens moins abondant. M. Chassaignac[2], par exemple,
a constaté sur onze sujets soumis à de grandes opérations un
amoindrissement considérable, j'allais dire une absence complète
d'écoulement sanguin. Il expliquerait d'ailleurs ce résultat par
les conditions nouvelles que l'anesthésie fait aux opérés : la diminution de l'hémorrhagie artérielle serait déterminée par la diminution d'énergie des battements du cœur ; la diminution de
l'hémorrhagie veineuse trouverait sa cause dans l'absence de
contractions musculaires, et dans la gêne respiratoire.

Il ne paraît pas que les hémorrhagies consécutives, les accidents nerveux, la gangrène soient d'une fréquence ou d'une
gravité plus grandes.

Ce que nous venons de dire sur les bienfaits généraux de

1. *Loc. cit.*, p. 524.
2. *Bulletins de la Société de chirurgie*, t. IV, p. 283.

l'anesthésie explique suffisamment pourquoi le triomphe de cette méthode se trouve dans les amputations ; elle abolit la douleur ; elle diminue les conséquences ultérieures de ces tristes mutilations ; elle hâte la cicatrisation.

Mais jusqu'à quel point, jusqu'à quel degré faut-il porter le sommeil anesthésique ? Faut-il le maintenir pendant toute la durée de l'opération ? La plupart des praticiens ont établi qu'il ne faut pas aller au-delà de la résolution musculaire. Blandin voulait même qu'on s'arrêtât dès qu'on aurait obtenu l'extinction de la sensibilité générale ; en agissant ainsi, n'y a-t-il pas lieu de craindre, si la chloroformisation n'a pas été poussée assez loin, n'y a-t-il pas lieu de craindre que le contact des instruments ne réveille le malade, ou ne provoque tout au moins des mouvements désordonnés fort gênants pour le chirurgien ? Et d'ailleurs qui peut se promettre de ne pas dépasser la limite, lorsque la ligne de démarcation est si peu tranchée entre la perte de la sensibilité générale et celle des organes sensoriaux ? Bornons-nous donc à dire qu'il faut éviter de franchir la période d'éthérisme animal.

Quant à la durée de l'anesthésie, il est d'usage de ne pas aller au-delà de l'opération elle-même, et de la supprimer pendant les ligatures et le pansement.

Les opérations qui se pratiquent dans l'arrière-bouche et dans la partie supérieure des voies aériennes, exposant le malade à recevoir une certaine quantité de sang dans les organes respiratoires et à être asphyxié, s'il n'est averti de sa présence par la sensation particulière que détermine un corps étranger, ne s'accomplissent pas ordinairement pendant l'anesthésie. Cependant Gerdy, Amussat et Sédillot ont pu extraire des polypes, exécuter diverses opérations dans le voisinage de la glotte chez des individus éthérisés, sans le moindre inconvénient ; en pareil cas ils avaient soin (et c'est un précepte qu'il ne faut pas perdre de vue,) d'anéantir seulement la sensibilité générale du malade, et en l'engageant à se pencher souvent en avant, à lui faire rejeter tous les liquides contenus dans l'arrière-bouche.

La délicatesse de l'organe de la vue, qui exige dans les opérations qui lui conviennent, tant d'adresse et d'habileté de la part du chirurgien, de la part du malade une immobilité si grande, pourrait faire supposer que l'oculistique emprunterait souvent l'aide de l'anesthésie.

Malgré les essais de Sichel, de Guersant, Lawrence, Velpeau, Sédillot, Rigaud, etc., cette idée n'a pas prévalu, et la méthode anesthésique n'a pas trouvé place dans la chirurgie oculaire pour les opérations délicates qui se pratiquent sur le globe de l'œil, au moins chez l'adulte. Car chez l'enfant, dont la mobilité est si souvent une difficulté de plus pour l'opérateur, on a pu, grâce à son intervention, pratiquer des opérations fort délicates.

Mais on emploie les anesthésiques avec succès dans l'excision du staphylome de la cornée, dans l'extirpation du globe de l'œil, dans toutes les opérations qui se pratiquent sur les paupières, sur la cavité orbitaire, enfin toutes les fois que l'intervention chirurgicale doit s'accompagner d'une véritable douleur.

Les inhalations de chloroforme ont trouvé leur place dans les hernies étranglées. Mayor (de Lausanne)[1], Morgan, plus récemment M. Guyton[2] ont démontré toute l'importance de l'anesthésie dans les cas de tumeurs de cette nature. Ici en effet elle a un double but : elle rend le taxis plus facile ; elle supprime la douleur.

En abolissant cette dernière, les inhalations préviennent la résistance des parois abdominales déterminée souvent par un douloureux taxis. Par leur action sur la contractilité, elles rendent

---

1. *Gazette médicale*, 1847.

2. Mémoire sur l'étranglement et l'emploi du chloroforme pour la réduction des hernies étranglées. *Archives générales de médecine*, 1848, 4e série, t. XVIII.

les manœuvres plus faciles, et permettent aux organes herniés de reprendre leur place dans la cavité abdominale. Enfin si l'opération devient nécessaire le chloroforme supprime les souffrances que le bistouri apporte toujours avec lui. Dans le taxis comme dans la kélotomie, il sera d'ailleurs nécessaire de pousser l'éthérisation jusqu'à la résolution complète du système musculaire. En agissant ainsi on se mettra à l'abri des accidents que pourraient entraîner avec eux les mouvements inconsidérés du patient.

La taille est une opération si grave, si douloureuse, le sentiment de terreur qu'elle inspire à ceux qui vont la subir est si grand que l'on comprend l'application qui lui a été faite de la méthode de Jackson. Morgan et Guthrie, Roux et Guersant ont démontré d'une manière incontestable ses effets bienfaisants dans cette opération, et peu de chirurgiens l'entreprennent aujourd'hui sans avoir recours à ses bienfaits. La question est bien tranchée sous ce rapport; elle ne l'est pas aussi bien pour la lithotritie. Bien que Leroy (d'Etiolles) et Amussat en aient fait usage avec succès, beaucoup de praticiens répugnent à employer ce moyen, dans la crainte de pincer la muqueuse vésicale. On sait en effet que la sensation douloureuse produite par la pression du brise-pierre sur les parois de la vessie est le meilleur guide pour diriger la main de l'opérateur, lorsqu'il s'est égaré, et qu'il a *pincé* la muqueuse. Les partisans de l'anesthésie répondent à cela que cet accident peut être facilement atténué par l'habileté des manœuvres. MM. Serres (de Montpellier)[1], Vinci et Jobert[2], après avoir employé avec succès l'anesthésie, chez les enfants, qu'ils ont opérés de la pierre par la lithotritie, la recommandent comme excellente dans la pratique. De plus l'éthérisation exerce pour eux une telle influence sur le résultat de l'opération qu'ils ne croient pas qu'on puisse s'en abstenir.

---

1. *Sur la lithotritie et l'emploi du chloroforme chez les enfants dans cette opération*, (Thèse inaugurale de M. Mitre. Montpellier 1848.)

2. *Comptes-rendus de l'Académie des Sciences*, t. LV, p 157.

Une redoutable opération introduite récemment dans la pratique, l'ovariotomie, a trouvé dans la méthode anesthésique un aide d'une haute importance; depuis quelques années, suivant la remarque d'un médecin allemand, M. Spiegelberg, depuis la découverte de Jackson, on redoute moins le péritoine, et il semble que les agents anesthésiques donnent aux plaies de cette séreuse une innocuité beaucoup plus grande. Toutefois nous dirons que les observations d'ovariotomie sont encore trop peu nombreuses pour qu'il soit permis de conclure d'une manière générale.

Mais c'est surtout pour réduire les luxations et les fractures que les anesthésiques ont démontré tout le parti que l'on pouvait tirer de l'abolition de la puissance musculaire. Parckmann, MM. Hippolyte Larrey, Robert, Velpeau, Bouchacourt (de Lyon) sont parvenus, sur des sujets jeunes et robustes, à réduire sans effort des luxations, qui semblaient jusque-là irréductibles, tant elles avaient résisté aux efforts les plus énergiques et les mieux entendus.

L'opération devient plus facile : le nombre des aides diminue, et le chirurgien peut opérer la réduction souvent presque seul, et nous ne parlons pas seulement ici des luxations récentes ; mais les luxations anciennes parfois si rebelles se réduisent souvent presque avec facilité, et sans s'accompagner de ruptures ou de déchirures quelquefois d'une si haute gravité.

Dans les fractures les inhalations anesthésiques seront un auxiliaire puissant toutes les fois qu'elles présenteront de véritables difficultés, et surtout s'il existe un obstacle à la réduction dans la résistance des muscles. En un mot partout où il sera nécessaire de diminuer la douleur, ou de l'abolir ; partout où il sera nécessaire de vaincre la résistance musculaire, le chirurgien trouvera dans le chloroforme une véritable panacée.

Enfin il n'est pas jusqu'à l'acte physiologique de la parturition que l'on n'ait essayé de soustraire à ce phénomène capital de l'accouchement, la douleur ; et l'on se rappelle encore peut-être la discussion célèbre qui s'éleva naguère entre les partisans de la douleur, et ceux de l'anesthésie. Les premiers voulurent même traiter la question au point de vue religieux, et l'on entendit des chirurgiens anglais accuser M. Simpson d'impiété et d'irreligion, parceque en appliquant l'anesthésie aux accouchements, il s'élevait contre la sentence de l'Ecriture Sainte : *Parturies in dolore.* Comme si le premier culte du médecin ne devait pas être celui de l'humanité souffrante ; comme si le plus bel hommage qu'il puisse rendre au créateur, n'était pas la conservation de sa créature !

Nous pourrions ici, à propos de cette intéressante question, résumer les nombreuses discussions auxquelles elle donna lieu, et que Simpson, Paul Dubois, Stolz, Chailly-Honoré, Jules Roux, Villeneuve et bien d'autres illustrèrent de leur parole et de leur talent. Mais nous n'osons pas aborder un sujet qui ne se rapporte qu'indirectement à notre travail, et nous résumerons seulement les idées les plus généralement admises, en nous appuyant sur l'autorité de Cazeaux [1], de si regrettable mémoire.

Il est démontré aujourd'hui que la sensibilité de l'utérus en travail disparait complétement sous l'influence des anesthésiques, mais que la contractilité de l'organe résiste au contraire à ces inhalations, pourvu qu'on ne pousse pas l'éthérisation au-delà de la première période. Les muscles abdominaux conservent aussi toute leur contractilité.

Il sera donc très-facile de soustraire la femme au moment de l'accouchement à la douleur, aux mouvements volontaires même, tout en laissant intacte la contractilité des organes, qui ont besoin pour achever l'acte qui commence, de toute leur activité musculaire.

Cependant en France, contrairement à ce qui se fait en An-

---

1. *Traité théorique et pratique de l'art des accouchements*, Paris, 1862, Chamerot.

gleterre, on répugne beaucoup à employer le chloroforme dans les accouchements naturels, et on ne le réserve que pour les cas difficiles où l'on prévoit de grandes souffrances, et où l'on voudrait éviter une commotion trop vive ; pour les cas où la femme déjà épuisée par des douleurs violentes est condamnée à subir une opération plus douloureuse encore.

Les femmes très-nerveuses, les femmes atteintes d'éclampsie, les femmes dont le travail est enrayé par quelque douleur fort vive, celles enfin qui vont subir une opération obstétricale grave pourront donc réclamer pour elles les bénéfices d'une méthode, qui se montrera avec tous ses avantages, en abolissant la douleur, en supprimant les émotions, en condamnant la malade à l'immobilité, en entravant les accidents consécutifs. S'il s'agit d'ailleurs d'une opération de courte durée, on peut endormir la femme complètement ; mais si elle doit se prolonger, il sera bon de n'éteindre que la sensibilité générale.

C'était donc peu pour l'anesthésie de supprimer la douleur en médecine opératoire, elle devait encore la supprimer dans cet acte physiologique, qui serait intolérable pour la femme, si elle n'achetait à ce prix le bonheur d'être mère.

L'anesthésie en prêtant son concours à l'opérateur, en faisant disparaître l'écueil le plus redoutable de la chirurgie, en réduisant le malade à la merci du chirurgien qui n'a plus désormais à lutter avec lui, pour continuer son œuvre si douloureuse, l'anesthésie a doublé le champ de la médecine opératoire. Jusque-là « la terreur inspirée par le chirurgien faisait souvent refuser une opération urgente : tous les cliniciens ont vu des cas de ce genre. Les esprits les plus élevés n'étaient point exempts d'une telle faiblesse : Buffon préféra la mort à la lithotomie. Que de victimes qu'une horreur invincible de la douleur vouait aussi fatalement à la mort ont été sauvés par l'intervention du chloroforme ! On peut dire sans crainte de se tromper que le nombre des malheureux, dont la résistance a été vaincue de la sorte, représente au centuple le chiffre des accidents attribués à la méthode anesthésique.

» En supprimant la douleur, l'anesthésie a fait disparaître l'entrave principale de la chirurgie active. Grâce à son concours, les luxations compliquées ont cessé d'être redoutables; le traitement des luxations anciennes a été le plus souvent couronné de succès; l'usage du taxis dans les hernies étranglées s'est généralisé et substitué avec avantage à des opérations plus graves; des méthodes thérapeutiques nouvelles, peu connues de la pratique jusqu'alors, en raison surtout de la douleur intolérable qu'elles provoquaient, l'écrasement linéaire, le redressement immédiat par exemple, ont été instituées et rapidement vulgarisées. . . . . Toutes les parties de la médecine opératoire en un mot ont changé de face. Ce n'est qu'à partir du moment où il lui a été possible de ne plus compter avec la douleur que le génie chirurgical a pris réellement son essor, et fait reculer dans des régions inconnues jusqu'alors les limites de son efficace intervention.

» Ici l'avantage de l'anesthésie ne se juge pas toujours par une question de vie ou de mort; mais n'est-ce rien que de remédier à des difformités, de restituer l'usage d'un membre? Après le service capital de sauver la vie, en est-il de plus grand que de la rendre agréable ou supportable?

» A tant de titres, l'anesthésie chirurgicale mérite d'être considérée comme un des plus grands bienfaits rendus à la société, dans les temps modernes, par l'art de guérir; et ce qui, à nos yeux, rehausse encore sa valeur, c'est qu'en servant les intérêts de l'humanité, elle a tari pour l'opérateur, la source de toute émotion pénible, et contribué puissamment à délivrer l'art chirurgical de ce sentiment de répulsion irréfléchie qu'il soulevait par l'exercice de son douloureux ministère [1]. »

---

1. Perrin et Ludger-Lallemand. *Loc. cit.* Introduct.

Toutefois, et après un semblable éloge, on nous permettra peut-être cette restriction, l'anesthésie n'est pas arrivée encore à son apogée.

Tant que les inhalations n'auront pas dépouillé ce caractère dangereux, qui fait peser sur la tête du chirurgien une si redoutable responsabilité, tant que les agents anesthésiques n'auront pas pris place dans la thérapeutique comme agents purement locaux, tant enfin que l'*éthérisation localisée* n'aura pas remplacé la méthode admise aujourd'hui, il sera permis d'attendre un progrès important.

Sans doute Simpson, Roux, Aran, Hardy, Louis Figuier ont essayé l'emploi local du chloroforme; sans doute on utilise chaque jour les réfrigérants dans quelques opérations en quelque sorte superficielles, sans doute Demarquay, Herpin (de Metz), Follin, etc., vantent l'emploi de l'acide carbonique comme anesthésique local, et promettent pour l'avenir des succès sérieux; sans doute l'électricité a été souvent préconisée pour l'avulsion des dents, la ponction des tumeurs, l'ouverture des abcès, etc . . . .

Mais c'est à peine si ces moyens, qui rappellent presque l'enfance de l'art, permettent d'anesthésier les plans les plus superficiels, et l'anesthésie localisée est encore à créer. Qu'importe ! il nous est permis d'espérer... le jour n'est peut-être pas bien éloigné où cette méthode précieuse fera son apparition, et nous avons, pour l'attendre, le chloroforme.

II.

GLYCÉRINE.

De ses applications à la thérapeutique chirurgicale.

Il s'en faut de beaucoup que le rôle du chirurgien se résume à la pratique des opérations. L'homme de l'art vraiment digne de ce nom ne doit pas se borner en effet à manier habilement le bistouri, à opérer *cito, tuto et jucunde*; les soins consécutifs aux manœuvres qu'il vient de pratiquer pèsent aussi d'un grand poids sur le succès définitif de l'opération, et bien fou serait le praticien qui croirait avoir accompli entièrement sa tâche, parcequ'il a enlevé sans accident une tumeur, amputé un membre, réuni les lèvres d'une plaie, etc. ! Les pansements consécutifs aux solutions de continuité, quelles qu'elles soient, sont de la plus haute importance; nous ne craignons pas d'affirmer qu'ils constituent à eux seuls un des points les plus importants de la chirurgie, et malgré tant de découvertes précieuses, malgré l'électricité, l'iode, le chloroforme même, l'art chirurgical compterait peut-être peu de succès, si l'on ne s'était appliqué à perfectionner ce point important.

De tout temps les pansements, et les topiques mis en usage pour les appliquer ont éveillé la sagacité des physiologistes et des praticiens; de tout temps on a essayé tour-à-tour les procédés les plus divers, et dans ce court exposé des découvertes du XIXᵉ siècle, combien de nouveaux agents n'avons-nous pas déjà cités? Les pansements par la chaleur, les enduits imperméables, les pansements par occlusion, le drainage chirurgical, l'oxigène, les applications topiques de l'iode, etc., ont fixé notre attention, et nous pourrions facilement augmenter le nombre de ces citations. Mais aucun de ces procédés, quels que soient d'ailleurs leur importance relative, et leurs effets bienfaisants sur un grand nombre de plaies et d'affections diverses, aucun de ces procédés ne répond à une indication générale, et nous le prouverions facilement en montrant qu'aucun d'eux n'a pu enlever au cérat, dont tout le monde connaît depuis si longtemps les inconvénients, les prérogatives dont ce corps gras jouit presque depuis les premiers âges de la médecine. La glycérine a comblé cette lacune en réalisant un véritable progrès dans l'art des pansements.

La glycérine, élément fondamental de tous les corps gras, n'est autre chose que le produit de la saponification ; la stéarine, l'oléine et la margarine par exemple composées chimiquement d'un acide stéarique, oléique, ou margarique uni à une base, la glycérine, laissent, après leur saponification, un liquide incolore, inodore, d'une saveur sucrée, qui n'est autre que leur base même séparée par le seul fait de la saponification.

La glycérine fut découverte dès l'année 1779 par l'illustre Scheele, dans les eaux-mères provenant de la préparation de l'onguent simple. Mais ce principe doux des huiles, ainsi que l'appelait l'apothicaire suédois, passa longtemps inaperçu ; et M. Chevreul fixa le premier l'attention des chimistes sur ce corps qu'il désigna, à cause de son goût sucré, sous le nom de glycérine (γλυκυς, doux). C'est à lui qu'il appartient aussi d'avoir démontré sa composition chimique. Mais bien des années devaient s'écouler encore avant que le nouvel agent fût introduit dans la pratique médicale.

Ce n'est qu'en 1844 qu'un chirurgien anglais, Thomas de la Rue, eut l'idée d'essayer la glycérine dans les brûlures; en 1845, Startin, médecin de l'infirmerie des maladies cutanées de Londres, l'employa pour le traitement de ces affections.

L'année suivante, un certain Warington préservait de la putréfaction les substances végétales ou animales, et les viandes en particulier, au moyen de la glycérine, et démontrait ainsi expérimentalement ses propriétés antiputrides.

Peu de temps après, la glycérine entrait résolument dans le domaine médical; MM. Yearsley, Wakley, Turnbull , Wilson et Gartner l'employaient dans le traitement des maladies de l'oreille; Taylor l'opposait à quelques maladies des yeux , Scott Alison s'en servait comme topique dans certaines affections du larynx et de la trachée; en 1851 un médecin français établi à Odessa , M. Dallas, employait ce même corps pour le traitement des plaies gangréneuses , mais ces essais n'auraient peut-être jamais été connus en France, si un savant chimiste, M. Cap, n'en avait fait le sujet d'un mémoire présenté en 1854 à l'académie de médecine [1]. L'année suivante, raconte M. Demarquay [2], dont les études sur la glycérine sont connues de tout le monde , une épidémie de pourriture d'hôpital se déclare à l'hôpital St-Louis, dans le service de M. Denonvilliers. Le chirurgien de la maison municipale de santé chargé alors de le suppléer , après avoir employé inutilement les moyens les plus actifs, tenta, en désespoir de cause, l'application topique de la glycérine; des succès nombreux l'engagèrent à généraliser son emploi, et les plaies de toute nature furent bientôt pansées avec le nouvel agent; les résultats furent si satisfaisants que, dès la fin d'octobre 1855, M. Demarquay rendait publique cette expérimentation [3].

Depuis lors l'emploi de la glycérine s'est généralisé , et nous ne sommes pas loin peut-être du moment où elle remplacera tout-à-fait les corps gras jusqu'ici usités; elle le devra d'ailleurs à ses propriétés physiologiques, et même à son action chimique sur les tissus.

Étendue sur la peau recouverte de son épiderme, la glycérine détermine bientôt une sensation fort agréable de fraîcheur qu'elle

---

1. *Bulletins de l'Académie de Médecine*, 1854.

2. *De la glycérine et de ses applications à la médecine et à la chirurgie*, Paris, Asseli 1863.

3. *Comptes-rendus de l'Académie des Sciences*, octobre 1855. — *Bulletins de l'Académie de Médecine*, octobre 1855.

doit à une affinité très-grande pour l'eau. En absorbant la vapeur d'eau de l'atmosphère elle entretient constamment l'humidité sur la région où elle est appliquée. Ce contact plus longtemps prolongé amène le gonflement et l'imbibition des cellules épithéliales. Puis il se produit une véritable desquammation de l'épiderme : les couches superficielles désagrégées se détachent, laissant au-dessous d'elles la peau lisse, fraîche et souple, la surface d'application tout entière dans un état de bien-être fort agréable, résultat attribué suivant les uns à l'action toute locale de la glycérine ; suivant les autres, à l'absorption de ce médicament.

La glycérine est-elle absorbée ? C'est là une de ces questions litigieuses qui ont longtemps servi de texte aux discussions des savants, et dont la solution n'est pas encore satisfaisante.

D'après M. Hébert [1], il existe à la surface du corps une sorte de vernis formé par l'épiderme imprégné de matière sébacée, qui s'oppose à l'absorption des corps qui ne jouissent pas de la propriété de le dissoudre. La peau des mains et de la plante des pieds totalement dépourvue de glandes sébacées permettrait seule cette absorption, si l'épaisseur de l'épiderme de ces régions n'était un nouvel obstacle apporté à la pénétration des liquides.

Une série d'expériences instituée par ce savant lui a permis d'établir que le séjour prolongé dans un bain renfermant des matières toxiques ne donne jamais lieu au moindre symptôme d'empoisonnement, pourvu que l'épiderme soit intact. Quatre heures d'immersion dans un bain mélangé de matières colorantes ou de sels ne permettent pas de retrouver dans les urines la trace de ces substances.

Quant à l'argument par lequel on a voulu démontrer l'absorption par la peau de l'eau et des substances aqueuses, l'alcalinisation des urines, à la suite d'un bain alcalin, il tombe de

---

1. *De l'absorption par le tégument externe.* — Thèse pour le doctorat. Paris, 1861.

lui-même , un bain d'eau simple provoquant ce phénomène aussi souvent et avec une intensité égale.

Mais la scène change si l'on a recours à la glycérine, « certains agents, l'alcool, l'éther, le chloroforme , le sulfure de carbone, les huiles volatiles , les corps gras , et particulièrement la glycérine , adhérant au contraire parfaitement à l'épiderme , et dissolvant plus ou moins bien la matière grasse, qui l'imprégne, peuvent, par conséquent aussi , avec plus ou moins de facilité , pénétrer jusqu'au derme , eux et les substances qu'ils tiennent en dissolution, et être absorbés alors tout aussi bien qu'ils pourraient l'être, s'ils se trouvaient au contact d'une portion dénudée de la surface tégumentaire [1]. »

Les recherches de M. Révcil relatées dans la thèse de M. Sereys [2] confirment pleinement les idées et les expériences de M. Hébert. Mais, chose singulière ! les mêmes expériences reprises par M. Demarquay exactement dans les mêmes conditions, semble-t-il, ont donné un résultat complétement négatif. Heureusement, hâtons-nous de le dire, cette dissidence toute physiologique n'ôte rien à la glycérine de sa valeur pratique, quant au traitement chirurgical. Nous ne nous y arrêtons donc pas davantage , et nous revenons à l'application topique de ce liquide.

Mis au contact du derme dénudé , il développe une légère sensation d'ardeur, qui va en s'amoindrissant tout autour du point d'application , et qui n'a rien de désagréable; d'ailleurs aucun signe d'irritation : ni rougeur, ni tuméfaction , ni chaleur ; et même cette ardeur légère est bientôt remplacée par une sensation agréable de fraîcheur. M. Demarquay explique encore ce phénomène par l'affinité de la glycérine pour l'eau : « Se trouvant au contact d'une surface humide, elle en pompe les liquides , si je puis ainsi dire , les attire à elle et produit, ce faisant, cette sensation d'ardeur que nous avons signalée. »

1. *Loc. cit.*

2. *De l'absorption par le tégument externe, et en particulier de l'administration des liquides pulvérulents* , Paris 1862.

« Cette explication rend compte des faits suivants : lorsqu'on applique sur une surface dénudée de la glycérine au moyen d'un linge troué recouvert de charpie, on constate, au bout d'un certain temps, l'imprégnation de cette charpie par l'humidité, en même temps que la surface saignante est, sinon sèche, au moins peu abreuvée de liquides, que son exhalation est souvent tarie sensiblement et qu'elle tend à se recouvrir d'une pellicule cicatricielle.

« La glycérine est donc cicatrisante[1]. »

Mais elle jouit encore des propriétés conservatrices et anti_putrides, qui expliquent sa valeur dans les plaies de mauvaise nature. La chair des animaux, des végétaux plongés dans la glycérine ont pu être conservés sans la moindre décomposition, pendant plusieurs années. Les injections de cette substance dans les artères ont permis de conserver pendant plusieurs mois aussi des pièces anatomiques, des fœtus entiers, et M. Demarquay, après de nouvelles expériences entreprises dans les conditions les plus variées, et aux différentes époques de l'année, a pû arriver aux conclusions suivantes :

« 1° Les matières organiques plongées dans la glycérine peuvent être conservées indéfiniment, pourvu que l'immersion ait été suffisamment prolongée.

» La durée de l'immersion doit être en raison directe du volume de la substance que l'on veut conserver. J'ai chez moi des côtelettes de mouton retirées de la glycérine depuis au moins six ans, et qui sont encore très-fraîches. Elles ont leur forme, leur couleur, leur volume et leur souplesse primitifs, et elles n'exhalent aucune odeur[2]. . . . .

---

1. *Loc cit.*, page 88.

2. Malgré des propriétés conservatrices aussi énergiques, la glycérine est et sera peu usitée dans l'hygiène industrielle pour la conservation des viandes. Elle pénètre si bien, en effet, les substances organiques qu'elle leur communique un goût sucré fort désagréable.

La glycérine a déjà été plusieurs fois utilisée dans les musées anatomiques de Paris.

« 2° La glycérine injectée dans les tissus ne les préserve de la putréfaction que momentanément. Son pouvoir conservateur, de courte durée, pendant les chaleurs de l'été, est plus considérable pendant l'hiver. Dans cette saison un cadavre injecté à la glycérine peut se conserver six semaines à deux mois [1]. »

La glycérine agit sur le pus lui-même, dont elle resserre les globules de manière à en diminuer le diamètre de moitié environ, en augmentant leur résistance ; consécutivement, elle les pâlit et les réduit en une trame déliée et transparente.

Est-il étonnant qu'un corps qui possède des propriétés antiputrides aussi puissantes, ait été utilisé dans les pansements, surtout en présence de la facilité avec laquelle on peut appliquer ce topique?

Au moment de s'en servir, on retire de la glycérine le linge troué qu'on y avait laissé baigné à l'avance, pour l'imbiber dans toutes ses parties; après l'avoir laissé égoutter, on l'étend sur la plaie; la charpie, les compresses, les bandes se placent comme à l'ordinaire. Quelques chirurgiens préfèrent au linge fenétré la charpie imbibée de liquide.

Le pansement à la glycérine, diminuant la sécrétion purulente, peut être maintenu pendant un temps plus long que le pansement au cérat.

Il s'enlève avec la plus grande facilité, ce qui permet d'éviter presque constamment ces tractions si douloureuses qui déchirent la cicatrice en voie de formation, et retardent la guérison.

Les croûtes dures et rugueuses qui bordent les plaies pansées au cérat, et qui sont à la fois un mélange de pus, de corps gras, d'épiderme même ne se présentent jamais avec la glycérine : autre cause d'irritation supprimée. Au contraire, il est à remarquer que le pansement à la glycérine maintient les plaies dans un état de propreté remarquable, et permet d'éviter ces lavages parfois douloureux, cause presque constante d'atonie. La

---

1. *Loc. cit.*, p. 72.

rapidité avec laquelle s'accomplit le changement des pièces d'appareil permet de tenir la plaie à l'abri du contact de l'air, et de supprimer cet agent extérieur, dont l'influence rend si souvent saignantes et douloureuses les surfaces dépouillées d'épiderme.

La marche de la cicatrisation a fixé l'attention de tous les observateurs, et tous ont constaté que la glycérine entretenait à la surface des plaies une irritation légère jamais assez intense pour conduire à l'inflammation, toujours assez forte pour prévenir l'atonie et la langueur, la production de végétations molles et décolorées.

. Les bourgeons charnus, même d'un rouge rosé et légèrement humides, offrent le plus bel aspect, et n'exigent jamais de répression par les caustiques, tant la cicatrice s'accomplit avec régularité.

Enfin, si l'on veut nous permettre d'appliquer aux pansements les qualités mêmes que l'on requiert d'une opération bien faite, nous dirons qu'on retrouve dans le pansement à la glycérine *promptitude, sûreté et élégance*.

Une précieuse qualité, celle-là même qui a valu sa réputation à la glycérine, c'est son action sur la pourriture d'hôpital. On sait combien cet accident, heureusement assez rare aujourd'hui, est difficile à arrêter dans sa marche. La surface suppurante devenue douloureuse, revêtue d'une couche de matière pultacée grisâtre, fournissant un pus fétide, ichoreux, et ces symptômes généraux si graves tels que fièvre, délire, etc., sont bien de nature à effrayer le chirurgien, surtout si l'on se rappelle que parfois les caustiques et le fer rouge lui-même sont impuissants à enrayer le mal.

La glycérine aurait seule ou presque seule le précieux privilége d'entraver la marche de cet accident ; son application fait presque aussitôt disparaître la douleur ; puis la pourriture cesse de s'étendre, et quelques pansements suffisent pour déterminer l'élimination des parties modifiées, et déterger la surface suppurante, qui prend bientôt le meilleur aspect.

Les plaies gangréneuses sont aussi avantageusement modifiées par la glycérine. Celle-ci, il est vrai, ne peut rien contre la gangrène ; mais sitôt qu'elle est limitée, elle donne une activité très-grande au travail réparateur. Les mêmes résultats s'obtiennent encore dans le traitement des anthrax, et M. Larrey, qui fut longtemps l'antagoniste le plus acharné de la glycérine, n'a pu s'empêcher de dire, dans un rapport lu devant le conseil de santé de l'armée : « l'avantage réel, incontestable de la glycérine est de nettoyer les plaies de mauvais aspect, de les déterger , de les ramener même à l'état de plaies récentes , si elles sont anciennes. »

Dans les brûlures, la douleur qui les accompagne, la réaction inflammatoire qui amène la chute des eschares, et l'abondance de la suppuration qui épuise le malade, rendent souvent très-graves les traumatismes consécutifs à l'application du feu ; la glycérine jouit du précieux privilége d'éteindre la douleur, de modérer la réaction, de diminuer la suppuration. Cela doit-il nous étonner, puisque la glycérine, en vertu de son pouvoir hygrométrique, maintient constamment sur les parties lésées une fraîcheur, une humidité qui les pénètre, et prévient la tension et la sécheresse , en même temps qu'elle les garantit du contact de l'air ? Cela doit-il nous étonner, puisque une des propriétés que nous avons déjà indiquées dans la glycérine est la modération qu'elle apporte dans la production du pus ?

Ce pansement trouvera encore une indication dans le traitement des ulcères et du cancer, non plus comme traitement curatif, mais comme palliatif, ou pour nous servir d'une expression plus juste, comme traitement préparatoire. Dans les ulcères , elle nettoie la plaie, diminue la mauvaise odeur, et prévient le développement des fongosités ; le traitement curatif trouvera l'ulcère en quelque sorte préparé à subir son influence. Dans les plaies cancéreuses, elle modifie cette suppuration ichoreuse , qui irrite constamment les parties voisines : elle chasse

en partie la mauvaise odeur ; elle maintient la solution de continuité dans un état presque satisfaisant de propreté, et enfin rend
la vie supportable au malade, le malade lui-même supportable
à ceux qui l'entourent.

Il n'est pas jusqu'aux plaies cachées, abcès profonds, clapiers,
trajets fistuleux, contre lesquels on n'ait vanté la glycérine en
injections. M. Demarquay assure que c'est un excellent moyen
pour parer à l'abondance de la suppuration ; déterger les surfaces sécrétantes ; modifier les mauvaises qualités du pus ; empêcher la stagnation des liquides, exciter simplement la membrane pyogénique, afin de hâter la réparation.

Les résultats de cette méthode seront éminemment favorables ;
bien des foyers qui réclament une stimulation légère, et qui
l'eussent demandé, il y a peu d'années encore, à la teinture
d'iode, la demandent désormais à la glycérine.

D'ailleurs, nous ne prétendons pas revenir ici sur ce que
nous avons dit des injections iodées ; nous ajouterons même qu'il
sera parfois utile d'associer la teinture d'iode à la glycérine.
Ce corps jouit en effet d'une propriété pharmaceutique que nous
avons jusqu'ici passée sous silence, celle d'être un excellent véhicule, qui lutte avantageusement avec tous les corps gras employés jusqu'à ce jour ; si la glycérine est aujourd'hui d'un
usage général, les glycérolés ne sont pas moins usités ; associer
à la glycérine des substances plus ou moins actives est désormais
chose commune : M. Désormeaux emploie le glycérolé d'amidon
pour le pansement des plaies ; MM. Fouché, Sichel, Debout, etc.
emploient ceux de borax, d'iode, de tannin, de calomel, etc.,
contre les maladies des yeux ; MM. Turnbull, Thomas Wakley
les utilisent contre les maladies de l'oreille.

La glycérine enfin exerce à la fois une action cicatrisante,
antiputride, calmante, détersive, et à tant de titres doit être
fréquemment utilisée en chirurgie.

Toutefois il ne faut pas croire, d'après ce que nous avons dit,

que la glycérine doit être employée désormais à l'exclusion de
tout autre topique ; nous n'excluons ni l'oxigène , ni l'iode , ni
l'acide carbonique , ni la compression , ni aucun des moyens
rationnels qui ont été vantés jusqu'à nos jours. Mais nous voudrions la voir substituée à tous les corps gras tant vantés avant
sa découverte , et dont on ne peut plus méconnaître aujourd'hui
les inconvénients. Nous voudrions qu'elle fût utilisée toutes les
fois qu'il faudra nettoyer une plaie , chasser une odeur désagréable et fétide , activer légèrement la surface suppurante ,
hâter le travail de la cicatrisation ; et à ceux qui nous diraient
que la glycérine a provoqué des accidents au Val-de-Grâce ,
entre les mains de M. Larrey , ailleurs entre les mains de M. Devergie et de bien d'autres , nous répondrions que jamais cette
substance dans un état de pureté convenable ne provoque le
moindre accident : MM. Bazin, Cazenave, Desormeaux, Fouché,
Gosselin , Maisonneuve , Trousseau , Demarquay , M. Debout
lui-même , naguère si opposé à son usage , pourraient après dix
ans d'essais , attester cette vérité.

Enfin les nombreux usages de la glycérine en chirurgie, en
médecine, en pharmacie permettent de la considérer « comme
une des plus belles conquêtes de la thérapeutique[1]. » La glycérine est une de ces découvertes modestes et fécondes par leurs
résultats qui sont appelées à prendre place dans l'arsenal thérapeutique du praticien. Il nous serait facile de le prouver en
montrant que la consommation de ce médicament inconnu il
y a quinze ans, s'est élevée à plus de 100,000 kilogrammes
par an.

Ce chiffre est l'argument le plus puissant que l'on puisse
opposer aux idées émises naguère par M. Deschamps (d'A-
vallon)[2]. « La glycérine, disait cet auteur , ne peut pas être

---

1. Réveil. *Formulaire des médicaments nouveaux* , art. *Glycérine*, p. 411.
2. *Répertoire de pharmacie*, t. XII , p. 109. Paris 1856.

substituée au cérat pour le pansement des plaies en général ,
non-seulement parceque le pansement des plaies est d'un prix
plus élevé avec la glycérine qu'avec le cérat , mais encore parceque la glycérine n'a pas des propriétés assez énergiques pour
compenser la dépense qu'elle occasionne. Enfin , il est très-
présumable que la glycérine pure n'a pas de propriétés thérapeutiques spéciales , qu'elle peut servir d'excipient comme tant
d'autres liquides , et qu'elle sera plus utile à l'industrie qu'à la
thérapeutique. »

M. Deschamps (d'Avallon) écrirait-il ces lignes aujourd'hui ?
Ce n'est pas à croire, si l'on consulte les faits, et si l'on interroge
les observateurs les plus sérieux.

III.

CAOUTCHOUC ET GUTTA-PERCHA.

De l'emploi des tissus élastiques dans la thérapeutique chirurgicale.

Les agents mécaniques de pansement, la déligation en particulier, ont joué de tout temps un rôle important dans la thérapeutique chirurgicale. Nous disions tout-à-l'heure la gravité
que les chirurgiens les plus expérimentés avaient toujours re-
connue dans la simple application d'un topique ou d'une méthode
de réunion. Quelle est donc l'importance de ces bandages , de
ces appareils, qui amènent si souvent avec eux , lorsqu'ils ne
sont pas faits d'une manière régulière, des accidents mortels !
Qui n'a vu une compression mal faite amener la mortification de
la peau, la gangrène même des membres; une contention
insuffisante d'un membre fracturé provoquer des pseudarthroses;
une rigidité trop grande d'un appareil devenir la cause d'anky-

loses ? Aussi comprenons-nous M. Sédillot[1], lorsqu'il déclare
que « les pansements , — et sous ce nom il comprend indubitablement l'appareil de pansement tout entier; — sont une des
grandes causes de la mortalité des amputés, par les graves accidents auxquels ils donnent lieu. Le moignon est étranglé par
un appareil inextensible , les bords de la plaie le sont par les
bandelettes et les sutures. Les liquides, sang , sérosité et pus ,
retenus dans la plaie , compriment les chairs, font obstacle à
la circulation , amènent l'œdème , le gonflement , l'inflammation,
des érysipèles , des foyers purulents , la fonte ulcéreuse des
tissus , des phlébites, l'érosion des veines, la pyoémie , la carie
et la nécrose de l'os , etc. » Aussi comprenons-nous pourquoi de
tout temps on a cherché à utiliser les progrès de l'industrie , les
découvertes de la physique, de la chimie , en faveur de cette
classe si précieuse de la thérapeutique chirurgicale. Que de fois
par exemple on a cherché à substituer à la charpie des corps
poreux divers , et naguère encore n'a-t-on pas proposé les
aigrettes du *typha latifolia* pour confectionner des bourdonnets,
des tentes , d'élégants plumasseaux ? La *laminaria digitata* ,
comme compresseur mécanique , n'a-t-elle pas déjà compté des
succès , et est-il nécessaire de rappeler son action bienfaisante
dans la blessure de Garibaldi ?

Mais on doit aux découvertes récentes de l'histoire naturelle
et de la chimie deux corps jouissant tous deux d'une égale élasticité , quoique provenant de sources diverses , et que le docteur
Gariel, et M. Galante ont su utiliser de la manière la plus ingénieuse. J'ai nommé le caoutchouc et la gutta-percha.

Le caoutchouc, qu'un nouveau procédé de vulcanisation dû
à Goodyear (de New Yorck) a permis d'employer d'une manière
plus utile encore , la gutta-percha décrite pour la première fois
en 1842 par le docteur William Montgommerie, ne peuvent se

______
1. *Annales de thérapeutique*, t. VI, p. 238. 1848.

séparer dans la description à cause du mutuel concours qu'ils se prêtent désormais dans la fabrication des instruments et des appareils : le premier, réduit en lanières étroites a permis de confectionner des tissus à la fois élastiques et résistants, dont nous allons indiquer les usages. Le second doit à sa propriété de se ramollir dans l'eau chaude le choix qu'on en a fait pour la confection instantanée de quelques appareils de fracture. Tous les deux enfin entrent également dans la confection de quelques ingénieux instruments que nous essaierons de décrire.

Le prix élevé des bandes de caoutchouc vulcanisé est le seul motif qui ait empêché de les faire entrer d'une manière générale dans l'arsenal thérapeutique. Car contrairement à l'opinion longtemps admise, elles exercent une compression régulière. M. Gariel a démontré en effet que le caoutchouc vulcanisé, malgré une distension souvent répétée et même forcée, jouissait toujours d'une égale élasticité. Mais la difficulté d'accommoder des bandages faits à la main, à la forme des organes sur lesquels ils doivent agir, a fait préférer depuis longtemps des tissus élastiques composés de bandes fort minces de caoutchouc emprisonnées entre deux lames de tissu par des piqûres régulières, ou tissées avec du fil, de la laine, du coton. Le bandage est alors taillé dans l'épaisseur du tissu ; c'est ainsi que l'on construit tous les jours les bas, les genouillères, les ceintures élastiques, qui rendent de si grands services dans le traitement palliatif des varices, de l'hygroma, etc. etc.

Ce sont encore ces mêmes tissus que M. Morel-Lavallée a utilisés si souvent dans son service, soit comme agents de compression, soit comme agents de contention.

« Les tissus employés dans les bandages et appareils, dit M. Delsol[1], interne de ce chirurgien, doivent avoir une action continue, modérée et se plier aux changements de volume des

---

1. *Gazette des hôpitaux*, n° 121, 15 octobre 1868.

parties, tout en conservant leurs propriétés. Notre excellent maître, M. Morel-Lavallée, a le premier reconnu tous les avantages de la substitution des tissus élastiques à ceux employés jusqu'à ce jour. Ceux-ci possèdent en effet les qualités que nous venons d'énoncer. Leur extensibilité, jointe à leur rétractilité leur permet de garder pendant le temps voulu la tension qu'on leur donne au moment de leur application. Les parties viennent-elles à diminuer de volume, ils se rétractent sur elles, tout en conservant la majeure partie de leur action. Avec le degré de coustriction que l'expérience apprend à leur donner, le sphacèle des membres est impossible, et l'uniformité de leur action éloigne la crainte d'une compression locale assez grande pour produire l'escharrification de la peau.

» C'est en se fondant sur ces propriétés du tissu élastique que M. Morel-Lavallée a pu en généraliser l'emploi, dans tous les cas où la contention et la compression sont indiquées. La facilité avec laquelle on le manie lui a encore permis de construire des bandages et appareils nouveaux propres à maintenir des fractures, dont la guérison sans difformité est extrêmement rare avec les autres appareils ; nous voulons parler des fractures de la clavicule et de la rotule. Pour les premières, aucun des appareils en vogue n'a eu l'avantage d'empêcher les déplacements consécutifs en haut ; et après la consolidation, on ne trouve pas plus de difformité chez les malades traités sans appareil que chez ceux qu'on a soumis aux bandages en apparence les plus méthodiques. L'appareil de M. Morel-Lavallée agit directement sur le fragment qui a de la tendance à l'élévation et s'oppose d'une manière très efficace au déplacement en haut.

» L'action combinée des muscles nombreux et puissants, qui du tronc convergent vers l'épaule, aidée de l'obliquité de la fracture produit toujours un certain degré de chevauchement des fragments, qui amène le raccourcissement de l'épaule. Mais ce déplacement, contre lequel il est impossible de lutter, soit avec le coussin axillaire de Desault, soit avec tout autre moyen, est sans aucune gravité. Non-seulement il n'entrave aucun des mouvements de l'épaule, mais il ne constitue pas par lui-même une difformité.

» Aucun des moyens proposés pour maintenir les fractures transversales de la rotule ne produit de résultat satisfaisant ; les fragments sont toujours séparés par un cal fibreux dont la longueur peut atteindre plusieurs centimètres ; on conçoit les inconvénients graves, qui résultent pour les fonctions du membre, d'une pareille guérison. Avant que M. Morel-Lavallée employât les tissus élastiques, il avait déjà construit un appareil remarquable par sa simplicité qui lui avait permis d'obtenir la consolidation de ces fractures par un cal osseux, comme l'ont prouvé plusieurs cas présentés en 1860 à la Société de Chirurgie. Les lacs élastiques remplaçant les lacs ordinaires font de cet appareil un des plus faciles à employer, en même temps qu'il est à peu près le seul à produire une consolidation osseuse. » M. Delsol rapporte plusieurs observations qui paraissent démontrer la vérité de ces assertions.

M. Morel-Lavallée affectionne d'ailleurs beaucoup les tissus élastiques, et l'on doit reconnaître que c'est à lui qu'on doit en grande partie la généralisation de ces précieux agents. Qui ne connaît son appareil en gutta-percha, pour le traitement des fractures de l'os maxillaire inférieur ? Une plaque de cette substance ramollie dans l'eau chaude est en quelque sorte moulée sur les arcades dentaires, et permet, en maintenant les fragments en rapport, la parole et la mastication, sans aucun dérangement appréciable. Malgré l'importance réelle que l'on doit attacher à ce procédé, et l'éloge qu'en fait l'auteur lui-même[1] , on ne peut s'empêcher de reconnaître, lorsqu'on examine attentivement les

1. *De l'appareil en gutta-percha pour les fractures des machoires*, par Morel Lavallée, .Paris 1862. Germer-Baillière.— *Bulletins de la Société de chirurgie* , séance du 6 juillet 1859

faits, que cet appareil tout ingénieux qu'il est, n'est pas encore parfait. Nous avons vu appliquer l'appareil en gutta-percha, et le résultat n'a pas été une consolidation bien régulière. Il est vrai que le bandage de Bouisson, l'appareil de Houzelot, la gouttière même de Malgaigne ne paraissent pas non plus d'une fidélité à toute épreuve, et il me semble du moins que l'ingénieuse invention de Morel-Lavallée a un immense avantage, celui de ne pas gêner le malade, comme les pièces mécaniques que je viens de nommer, pendant tout le temps nécessaire à la consolidation de l'os maxillaire.

La méthode du baron Seutin, en éveillant l'attention de tous les esprits, semble les avoir tous lancés à la découverte de quelque nouveau procédé, et plus d'un jeune chirurgien brûle peut-être encore du désir d'attacher son nom à un nouvel appareil amovo-inamovible. Nous devons à ce mouvement bien louable assurément les appareils de ouate, de dextrine, de papier et d'amidon, de plâtre coulé, de plâtre et d'amidon, de plâtre et de dextrine, de stuc, de carton mouillé, de sable mouillé, etc.

Nous lui devons l'appareil en gutta-percha de M. Uytterhoeven.

Voici comment il procède :

La gutta-percha ramollie dans l'eau chaude, et coulée en plaque bien unie, est glissée sous le membre fracturé réduit et soutenu par deux aides ; les bords de la plaque immédiatement relevés de chaque côté, le chirurgien la moule exactement sur la partie qu'elle recouvre, et la maintient en place à l'aide de quelques tours de bande. La dessiccation de la gutta-percha est assez prompte ; aussi est-il toujours recommandé d'enduire de cérat le membre fracturé, pour prévenir une adhérence, qui serait fort douloureuse, lorsqu'on enlèverait l'appareil. Mais nous n'avons pas besoin d'ajouter que, quelque élégant que soit ce bandage, il ne répond à aucune indication spéciale, et ne doit pas par conséquent être utilisé dans la pratique de préférence aux simples appareils que nous employons tous les jours,

et que recommande leur bon marché, autant que leur simplicité
et leur valeur thérapeutique.

Ce n'est pas seulement pour les appareils de fracture que la
gutta-percha ou le caoutchouc vulcanisé sont d'un usage précieux ;
il est un grand nombre d'affections diverses, dans lesquelles on
les a utilisés , soit comme compresseur , soit comme moyen contentif ; soit comme moyen de compression et de contention tout
à la fois. Tel est le *pessaire à réservoir d'air* décrit par M. Gariel
dans un mémoire couronné par l'Académie des Sciences sur
les applications médico-chirurgicales du caoutchouc vulcanisé.
« Il se compose de deux pelotes de caoutchouc vulcanisé, creuses
à l'intérieur, et donnant chacune naissance , dans un point de
leur surface à un tube d'une longueur de quinze à vingt centimètres. Un robinet relie les deux pelotes ensemble. Lorsque ce
robinet est ouvert, l'air préalablement introduit dans l'appareil
se répartit d'une manière égale dans les deux pelotes ; mais la
pression de la main sur l'une d'elles fait passer tout l'air que
contient cette pelote dans l'autre ; on ferme le robinet et la communication se trouve interceptée. » On comprend facilement
tout le mécanisme de l'application de ce pessaire : introduire la
pelote vide dans le vagin , pousser à l'aide d'une pression légère
l'air de la seconde pelote dans le pessaire, et fermer le robinet,
telle est la manœuvre qui est, on le voit, d'une extrême simplicité.

L'élasticité, la mollesse des parois de ce pessaire, qui lui
permettent de se mouler sur les parties environnantes, son
retrait quotidien posé en principe par M. Gariel expliquent
l'innocuité complète de cet instrument, avec lequel on ne
constate en effet aucun accident ni du côté de la vessie, ni du
côté du rectum , ni même dans les parois utéro-vaginales. Joignons enfin à cela la simplicité avec laquelle on place ce petit
appareil , et on le retire, facilité tellement grande que les malades, dès la première séance, peuvent pratiquer elles-mêmes

cette manœuvre ; et on aura l'explication du succès qu'il a obtenu, dès son apparition.

« Diminuons le volume de ces deux pelotes, et nous aurons le dilatateur du rectum, ou *le suppositoire dilatateur*, comme l'appelle M. Gariel. Diminuons-les encore ; allongeons, en le rendant presque rigide, le tube intermédiaire, et nous aurons pour le tamponnement des fosses nasales un des meilleurs instruments proposés pour se rendre maître des épitaxis rebelles. Faisons mieux encore : rendons à peine sensible le renflement destiné à être introduit dans les organes. et nous aurons le dilatateur de Ducamp perfectionné. Nous devons dire cependant que cet instrument applicable aux rétrécissements de l'urèthre est trop volumineux pour être engagé dans un rétrécissement un peu étroit. Cette méthode sera plus avantageuse pour comprimer les tumeurs de la prostate, et les fongosités du col de la vessie. »

Je citerai encore *le compresseur rémittent* de M. Gariel. « Je place, dit-il, sur la tumeur une pelote vide d'air, et je la recouvre de quelques tours de bande assez serrés pour donner lieu à une compression efficace, assez lâches pour ne pas provoquer de douleur. Telle est la compression normale, habituelle, que doit supporter le malade. Maintenant, une, deux, trois fois, quatre fois ou plus par jour, j'augmente cette compression autant et aussi peu que je le veux, en introduisant de l'air extérieur dans la pelote. Cette introduction d'air peut se faire avec la bouche, lorsqu'elle ne doit pas être considérable ; mais ordinairement elle est mieux faite au moyen d'un insufflateur ; l'air est maintenu dans la pelote, par un petit robinet, qui s'adapte au tube de l'insufflateur, pendant tout le temps que le malade peut supporter cette exagération de compression. Lorsqu'il survient de l'engourdissement ou de la douleur, on fait cesser immédiatement et à volonté ces accidents, en donnant issue à l'air contenu dans la pelote, et sans qu'il soit nécessaire de défaire le bandage[1]. »

---

1. *Loc. cit.*

Enfin toutes les fois qu'il sera nécessaire d'avoir recours à la compression, pour dilater certains organes ou certains conduits, pour diminuer légèrement une tumeur; pour affaisser ou réunir les parois d'un foyer, d'un conduit ou d'un canal quelconque; pour affaisser, pour atrophier des excroissances ou des fongosités; pour résister à la tendance de certains organes à sortir de leurs cavités; pour arrêter des hémorrhagies en pratiquant le tamponnement, etc., on recourra avec avantage à l'un des moyens que nous venons d'indiquer brièvement.

Et là ne s'arrêtent pas les applications chirurgicales du caoutchouc vulcanisé ou de la gutta-percha...

Citerons-nous *les pixides* et *les compte-gouttes*, ces instruments ingénieux qui permettent de porter les collyres sur chaque point du globe de l'œil; *le porte-glace*, qui préserve le lit du malade, et entretient la fraîcheur sur le lieu d'application, *les ventouses à boule*, etc., etc.?

Nommons du moins les sondes en gutta-percha que M. Philipps (de Liége) préconise et soutient de l'autorité de son nom bien connu dans la pathologie genito-urinaire.

Mal fabriquées en Angleterre, où on les forme d'une lanière enroulée autour d'un mandrin et soudée au feu, elles ont pu produire quelques accidents. La manière dont on les fabrique en France, l'absence de soudure les rendent si solides et si peu excitantes qu'on a pu, assure Jamain [1], les laisser à demeure pendant quatorze jours, sans que le malade en ait souffert, et sans qu'elles se soient éraillées ou incrustées de matières lithiques. Un autre avantage sur lequel nous n'avons pas besoin d'insister, c'est leur malléabilité même, qui permet en les plongeant dans l'eau chauffée à 35° de leur donner instatanément la forme et la courbure nécessaires. Cette précieuse qualité suffirait seule pour en recommander l'emploi. Nous ne sachons pas

---

[1] *Manuel de petite chirurgie*. p. 610. Paris, Germer-Baillière. 1860.

cependant que leur usage tende à se généraliser, et nous le régrettons.

Pour en finir avec un sujet dont l'intérét est si puissant qu'il nous entraîne malgré nous, et pour borner enfin les limites de ce travail déjà trop long, rappelons ces objets de literie en caoutchouc vulcanisé si bien appréciés par les chirurgiens sérieux, et les praticiens expérimentés. Nous voulons surtout parler *du matelas d'eau*, dont la première idée appartient au docteur Arnolt, et que M. Galante a perfectionné sur les indications de M. Demarquay.

« Il est constitué par deux lames de caoutchouc vulcanisé soudées l'une à l'autre par leurs bords. L'eau y est introduite par une large ouverture se fermant instantanément par un mécanisme des plus simples. Cette opération n'exige pas plus de deux ou de trois minutes ; à l'un des angles du matelas se trouve un tube muni à son extrémité d'un robinet servant à le vider. Ce matelas convenablement rempli présente environ dix centimètres de hauteur. Sa capacité est de vingt-cinq à vingt-six litres. Une ouverture circulaire d'environ un décimètre de diamètre ménagée au centre permet un libre cours aux déjections dans les circonstances où les malades ne peuvent pas être déplacés.

» L'appareil étant rempli d'eau est placé sur un lit ordinaire et recouvert d'une alèze.

» L'eau que l'on y introduit doit avoir une température de 28 à 30°.

» Dans la majorité des cas, l'expérience a prouvé que cette eau n'a pas besoin d'être renouvelée ; elle conserve la même température pendant plusieurs semaines. On comprend que suivant diverses indications spéciales, qu'on peut avoir à remplir, la température de l'eau peut être variée à volonté. Tels sont par exemple les cas où l'on voudrait maintenir une température élevée et constante et comme une sorte d'incubation autour d'un enfant né avant terme, ou d'un vieillard paralytique exposé par le progrès de l'âge et le défaut complet du mouvement à un refroidissement progressif. »

Depuis deux ans environ, ajoute la Gazette des Hôpitaux[1], à laquelle nous empruntons cette description, que MM. Demarquay, Trousseaux, Desormeaux, etc. expérimentent ce matelas, on a pu se convaincre des heureux résultats de cette méthode : les escharres ne se produisent jamais à la suite du séjour le plus prolongé au lit ; si elles existent déjà, elles disparaissent par l'usage seul de ce moyen.

Quelle précieuse ressource le chirurgien trouvera désormais en lui, chaque fois qu'il sera dans l'obligation de condamner un malade à demeurer des mois entiers dans un décubitus naguère si douloureux ; seuls les malheureux qui l'ont dû supporter peuvent apprécier cet appareil à sa juste valeur !

Plus d'escharres à combattre chez les fracturés, chez les malades épuisés par une longue et abondante suppuration ! Plus de douleurs cuisantes, pendant les grandes chaleurs de l'été : voilà ce qui promet à ce procédé la plus prompte vulgarisation !

Voilà ce qui fera bénir une découverte de deux corps précieux, qui ne font pas progresser la chirurgie elle-même, mais qui viennent l'aider des moyens hygiéniques les plus rationnels. Appelons de nos vœux le moment où l'industrie du caoutchouc et de la gutta-percha mettra à la portée de tous, du pauvre et du riche, de l'homme des champs, et du citadin, ces inventions si diverses, dont nous n'avons fait qu'effleurer la description, et que leur prix souvent élevé, empêche de se vulgariser comme elles le mériteraient, si on pèse leur valeur et leur simplicité.

1. N° 13. 31 janvier 1863.

CONCLUSIONS.

Nous touchons au terme de ce travail.

Nous nous sommes efforcé, dans le tableau rapide que nous venons de tracer, de décrire impartialement toutes les découvertes dont l'art chirurgical est redevable aux sciences physiques et chimiques. Mettant de côté tout esprit systématique, nous avons tracé à grands traits l'histoire de ces conquêtes du XIXe siècle ; nous avons montré leur valeur, indiqué leurs défauts, expliqué leurs succès : Nous pourrions donc poser ici la plume, et, laissant aux faits leur éloquence muette et persuasive, achever notre ouvrage en disant : « Regardez ! »

Nous ne le ferons cependant pas : il sera peut-être intéressant, en résumant ici tout ce que nous avons dit plus haut, d'étudier froidement l'influence réelle de ces découvertes sur les progrès de la chirurgie, et en présence des perfectionnements successifs de cette partie si importante de l'art de guérir, de nous demander quelle part revient à la physique et à la chimie, dans ces succès de chaque jour.

Il est une influence incontestable que ne peut méconnaître l'esprit le plus aveugle, une influence qu'ont vue naître les pères de nos maîtres, et à laquelle ils ne sont pas restés eux-mêmes étrangers. Je veux parler de cette soif de découvertes, de cet amour de l'inconnu que les progrès de ces deux sciences ont porté avec eux. Il semble que chaque loi nouvelle, que chaque expérience récente portent avec elles l'espérance d'une conquête, et aussitôt on voit dans la carrière haletants, épuisés, mais non découragés, mille rivaux possédés de la noble ambition de faire faire à l'envi un pas à la science. En vain l'expérience leur crie par la voix de leurs maîtres que le danger est proche. En vain les adeptes de Baglivi frémissent de frayeur et s'écrient avec amertume « qu'assez et trop longtemps ils ont souffert le ingénieuses hypothèses des physiciens et des chimistes[1]. »....

....Mais leurs craintes sont vaines : à côté de cette voie obscure du *physicisme* et du *chimisme* abandonnés désormais, il est une route sûre qui conduit au succès ; désormais la physique et la chimie n'enfantent plus de théories impuissantes ; elles se contentent de donner des armes au chirurgien, pour connaître le mal, enrayer ses progrès, arrêter ses victimes sur le bord de la tombe.

Aussi le temps des alarmes n'est plus, et nous n'entendons pas répéter désormais ces désolantes paroles, qui accueillaient naguère le micrographe ou le chimiste. Le bandeau est tombé ; on veut bien croire enfin qu'il est bon quelquefois de demander leur aide aux sciences accessoires de la médecine ; on n'arrête plus les imprudents, on les excite, et, reconnaissant l'impulsion féconde que ces études abandonnées naguère ont donnée à l'art médical tout entier, on regrette tout bas peut-être les imprudentes paroles, les critiques d'un autre âge.

Et pourtant, quel vague a régné dans la pathologie, tant que l'attention du praticien se porta uniquement sur les symptômes fonctionnels ! Quelle précision depuis que l'anatomie pathologique a permis de connaître le siége, la nature des altérations qu'indiquent ces symptômes ! Quelle incertitude dans le diagnostic déduit des troubles de la fonction, et combien il devient positif lorsque des signes physiques sensibles aux sens viennent les confirmer, les expliquer, les rectifier ! En un mot, quel vague chez les pathologistes, qui veulent reléguer la physique au nombre de ces objets dangereux qu'il ne faut toucher qu'avec crainte et précaution : quelle certitude étonnante chez tous ceux qui, familiarisés avec ces méthodes d'exploration, tirent les inductions les plus ingénieuses de ce qu'a vu leur œil, entendu leur oreille !

---

1. « *Satis superque ingeniosis physicœ hypothesibus huc usque indulsimus.* » — Baglivi, t. I, p. 4.

Sans doute, (et nous l'avons déjà dit) malgré les recherches les plus actives et les plus scrupuleuses, l'auscultation n'a réalisé presque aucun progrès dans le diagnostic des maladies chirurgicales, et les instruments les plus ingénieux n'ont servi qu'à montrer une fois de plus qu'il est des découvertes destinées à disparaître presque en naissant, et sans donner à leurs auteurs la célébrité qu'ils étaient en droit d'attendre de leur travail, ou de leur génie.

Mais la découverte de Laënnec, au point de vue où nous nous plaçons, a eu cependant une grande influence, en faisant admettre, grâce à ses succès en pathologie médicale, la nécessité d'une exploration physique, et en préparant les esprits à l'introduction dans la pratique de nouveaux moyens de diagnostic. Le microscope jusque-là repoussé avec horreur fut enfin toléré. Nous savons ce qu'a produit cette tolérance : la micrographie considérée naguère comme bonne tout au plus à utiliser les loisirs de quelques hommes curieux de connaître la forme exacte des globules du sang, du pus, etc., la micrographie fait aujourd'hui le sujet d'un enseignement spécial, et après avoir créé véritablement l'anatomie et la physiologie pathologiques, elle prépare pour l'avenir encore de nouveaux perfectionnements.

Nous n'avons pas besoin d'insister ici sur l'importance du service rendu par le microscope à la pathologie chirurgicale : c'est l'étude attentive des maladies, la connaissance approfondie des désorganisations qui les accompagnent, qui font le bon praticien. Il semble puéril d'abord de porter ce diagnostic *a posteriori*, d'aller à l'aide d'un fort grossissement reconnaître la cellule cancéreuse ou fibro-plastique. Quel intérêt, s'écriera le vulgaire, vous force à l'examen de cette tumeur informe maintenant, arrachée par vos mains des tissus vivants où elle était attachée ? Mais n'est-ce pas en connaissant à fond les caractères spéciaux de chaque lésion morbide que le chirurgien expérimenté pourra tracer plus tard le tableau fidèle des symptômes pathognomoniques de la maladie, et porter avec certitude un diagnostic rationnel?

C'est en étudiant ces caractères que l'on a pu naguère expliquer ces récidives funestes des tumeurs fibreuses devenant cancéreuses après une première ablation. Nous irons plus loin encore : c'est avec le microscope que l'on trouvera peut-être un jour le spécifique tant cherché de ces affreuses maladies qui, depuis si longtemps, invoquent le secours de la médecine, sans trouver même dans les opérations les plus cruelles une ressource assurée contre une mort fatale, inévitable. La connaissance exacte des lésions anatomiques conduira seule au traitement efficace.

A côté du microscope, et sur la même ligne, nous plaçons ces précieux instruments qui portent la lumière dans les parties les plus difficiles à explorer. Avec l'ophthalmoscope, avec le laryngoscope, avec l'ingénieux appareil de Désormeaux, on a créé aussi l'anatomie pathologique spéciale de l'appareil de la vision, de l'organe délicat qui préside à la phonation, de l'urèthre, du rectum, peut-être de l'utérus. Les deux premiers déjà perfectionnés comptent chaque jour de nombreux succès, et ont régénéré l'oculistique, la médecine opératoire de la région laryngée ; l'endoscope, à peine à ses débuts, donne des notions exactes et jusque-là inconnues sur des maladies d'une extrême fréquence. Tous les trois aident au diagnostic, facilitent les opérations, préviennent les accidents. Nous ne pouvons ici que constater un progrès réel, et espérer pour l'avenir de nouveaux perfectionnements.

Et si maintenant nous détournons la vue de ces méthodes précieuses d'exploration que nous devons à la physique et à la chimie, si nous nous arrêtons sur les progrès réalisés par ces sciences, dans la pratique des opérations, que verrons-nous?

C'est d'abord l'anesthésie chirurgicale, le chloroforme que nous montrions tout à l'heure changeant la médecine opératoire tout entière, permettant les opérations les plus cruelles, — j'allais dire les plus barbares, — faisant disparaître enfin ce premier écueil de la chirurgie, la douleur. Désormais c'est avec confiance que le jeune étudiant pourra franchir pour la première fois les portes d'un hôpital ; il n'aura plus à craindre les défaillances de son courage en entendant les cris affreux du patient, en le voyant se débattre avec effroi sous l'étreinte de l'opérateur. Il verra le couteau plongé jusque dans les entrailles de la femme, arracher ses ovaires... et la malheureuse victime, au milieu de cette affreuse opération, ne poussera pas un cri ! Il verra des membres ankylosés, des articulations soudées par le lien le plus puissant, l'inflammation adhésive, subir la plus énergique traction, faire entendre un craquement sinistre, et le malade dormir encore d'un sommeil tranquille ! il verra le praticien, la gouge et le maillet à la main, lacérer à coups redoublés un os mis à nu, et l'opéré profondément sommeiller ! Il verra partout l'anéantissement de la douleur, et il bénira avec le monde entier le plus grand bienfait accordé à l'homme depuis quatre mille ans.

Mais ce n'était pas assez pour la science d'anéantir la douleur; il fallait diminuer encore les accidents, qui, trop souvent, suivent et accompagnent les opérations, trouver de nouveaux moyens de diérèse. A part l'écraseur linéaire, les nouveaux procédés empruntent leur action à la physique et à la chimie ; on a créé la cautérisation en flèches, qui emporte des organes entiers sans déterminer la moindre hémorrhagie ; on a créé le le cautère au gaz, invention modeste, mais utile ; on a créé la galvano-caustique qui brûle, qui coupe, qui cautérise, et qui bientôt peut-être aura sa place marquée dans l'arsenal de chaque chirurgien. Utilisant encore les propriétés de l'électricité, on combat le tétanos on guérit les anévrysmes, on dissipe les tumeurs sanguines.

Puis, c'est l'iode qui prend place dans la thérapeutique chirurgicale, aussi bien qu'en médecine, et qui, portée dans le fond des organes, détermine à volonté une inflammation salutaire, change la nature des foyers purulents, active l'élimination des os nécrosés ; c'est le perchlorure de fer qui combat les anévrismes, les varices, les tumeurs fongueuses, arrête de foudroyantes hémorrhagies; c'est le drainage chirurgical qui verse au dehors du corps humain des flots de pus, et ne lui permet plus de causer par sa présence ces accidents si graves et si longs qui entraînaient trop souvent la mort.

Voilà l'influence exercée par la physique et la chimie sur les progrès de la médecine opératoire. Si nous allons plus loin, nous les verrons accompagner plus loin aussi le chirurgien : elles l'aident à poser un diagnostic; elles l'aident à pratiquer une opération ; elles vont l'aider encore au pansement lui-même : rappelons ici les pansements par la chaleur, et par les enduits imperméables ; les pansements par occlusion, par l'oxygène, l'iode, le perchlorure de fer, la glycérine surtout, rappelons ces agents mécaniques de pansement que nous citions en dernier lieu, et essayons de nier, si nous le pouvons, l'influence des découvertes modernes de la physique et de la chimie sur les progrès de la chirurgie. Diagnostic, opération, pansement, elles comprennent tout, et si l'art chirurgical ne lui doit pas tous ses progrès, bien fou serait celui qui refuserait de reconnaître qu'elle lui doit beaucoup, et que si la chirurgie est grande, honorée aujourd'hui, c'est par elles qu'elle l'est devenue.....

« A la vue de tant et de si utiles découvertes accumulées, pour ainsi dire, dans une aussi courte période, pouvons-nous nous écrier avec M. Estor[1], on ne peut que prédire à la chirurgie les plus belles destinées. Et quelle autre époque, en effet, serait plus favorable à son perfectionnement! L'anatomie et les sciences physiques lui donnent à pleines mains ; une doctrine

---

1. *Tableau des progrès récents de la chirurgie ;* discours. Montpellier 1844.

médicale large et élevée lui fournit ses lumières : que lui faut il davantage pour qu'elle marche d'un pas ferme dans la voie du progrès indéfini? A l'œuvre donc! »

A l'œuvre! dirons-nous à notre tour, ô vous tous qui brûlez du désir de faire servir vos travaux, vos veilles, vos fatigues au bien de l'humanité! à l'œuvre! vous tous qui étudiez ou qui pratiquez le plus noble des arts, la plus noble des professions! Interrogez les secrets de la physique et de la chimie; perfectionnez les découvertes anciennes, créez-en de nouvelles, cherchez avez ardeur partout et toujours! N'avez-vous pas pour vous encourager les succès de votre siècle? Ne pouvez-vous pas dire aux sceptiques, s'il en est encore :

Et quel temps fut jamais plus fertile en miracles !

TABLE.

Lille Imp L. Danel.

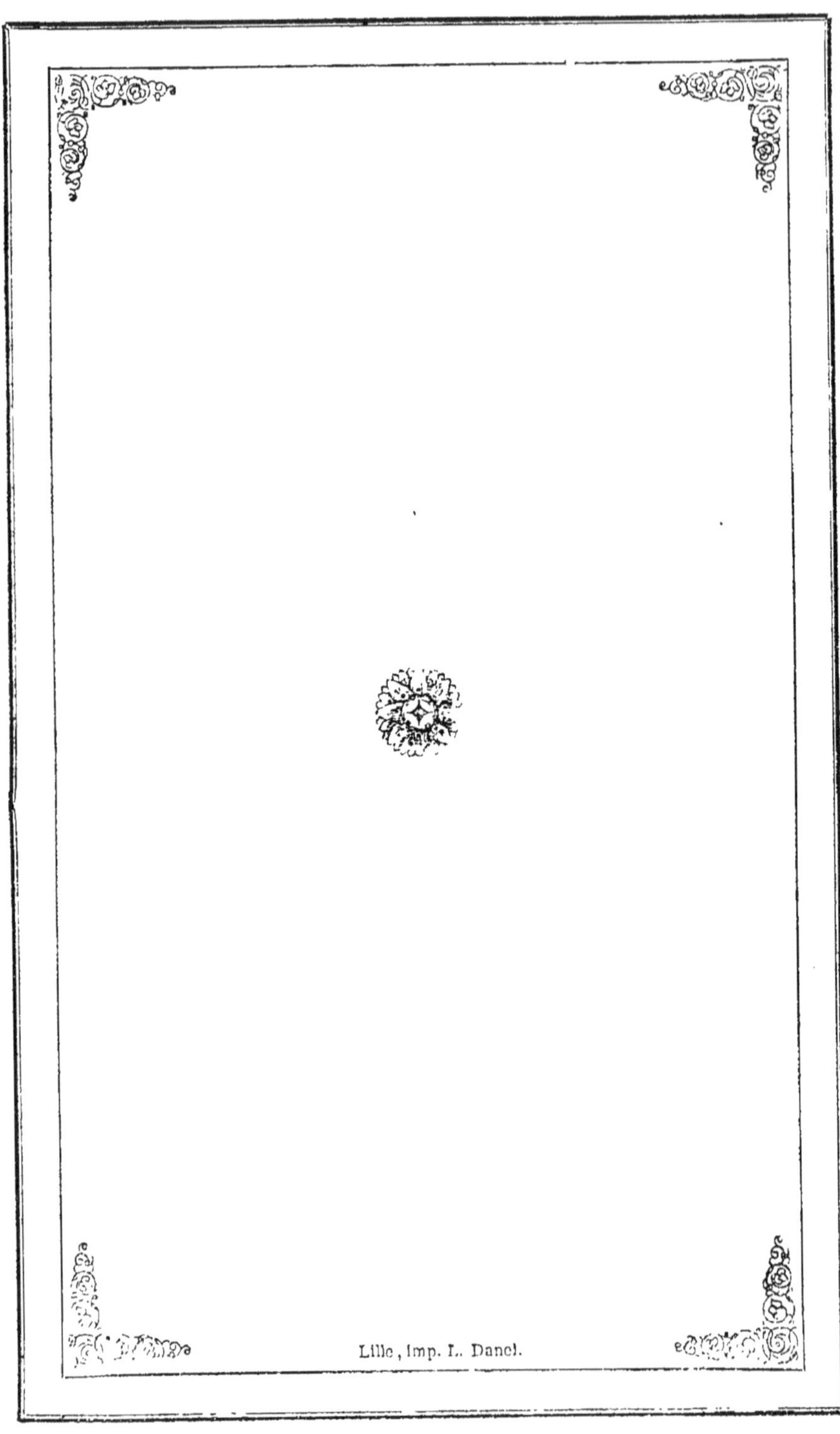

Lille, Imp. L. Danel.